国家级实验教学示范中心
高等院校医学实验教学系列教材

医学机能学实验

总主编 郑葵阳

主　编 孙　红

副主编 乔伟丽　李　俐　周成华　许　静

编　委（按姓名笔画排序）

丁　雷　　王　允　　王晓舟　　乔伟丽

刘耀武　　许　静　　孙　红　　孙　莹

苏丽敏　　李　旸　　李　俐　　李　梅

李　翠　　吴登攀　　周　洁　　周成华

赵　璐　　郝艳玲　　夏安周　　高利平

桑黎黎　　黄金兰　　崔　洁　　董　薇

谭如彬

科学出版社

北　京

内 容 简 介

根据教育部关于教学体系、教学内容和教学方法改革的总体要求，本教材精选、整合了生理学、病理生理学和药理学等机能学科的实验教学内容，并增加了案例分析、虚拟仿真实验及创新性实验等内容，全书分为上篇和下篇两部分，上篇主要包括机能学实验课程的基础知识、机能学实验仪器的使用方法、常用实验动物的介绍，实验设计、实验数据的分析与统计、机能学基础实验、实验设计，以及案例分析。下篇主要包括常用实验动物的疾病模型、病理生理学及药理学方面的基础实验、病例分析与用药讨论。

本教材可供基础、临床、预防、影像、药学、护理等专业的医学机能学实验课程使用。

图书在版编目（CIP）数据

医学机能学实验 / 孙红主编. —北京：科学出版社，2024.1
国家级实验教学示范中心　高等院校医学实验教学系列教材
ISBN 978-7-03-074394-7

Ⅰ. ①医… Ⅱ. ①孙… Ⅲ. ①实验医学–医学院校–教材 Ⅳ. ①R-33

中国版本图书馆 CIP 数据核字（2022）第 253024 号

责任编辑：张天佐　胡治国 / 责任校对：宁辉彩
责任印制：赵　博 / 封面设计：陈　敬

科 学 出 版 社 出版

北京东黄城根北街 16 号
邮政编码：100717
http://www.sciencep.com

三河市春园印刷有限公司印刷
科学出版社发行　各地新华书店经销
*
2024 年 1 月第 一 版　开本：720×1000　1/16
2024 年 11 月第二次印刷　印张：10
字数：231 000
定价：45.00 元

（如有印装质量问题，我社负责调换）

丛书前言

知识爆炸、信息化时代已经到来。现代医学教育演变改革，历经百年，已发展到以岗位胜任力为导向的医学教育新时代。今天，如何适应新时代知识传授的新特点、能力培养的新要求，以及当代大学生学习模式的悄然转变，已经成为当代医学教育的核心问题之一。徐州医科大学自 2004 年开展以 CBL 为载体的教育教学改革、2012 年开展以医学生岗位胜任力为导向的内涵式质量提升工程，以学生为中心的自主式学习正在全面、有序展开。

医学是实践性很强的生命科学，基础医学的学习是大学生步入医学的起始阶段，基础医学实验训练对医学生职业素质的养成和后续的专业学习都有着很大影响。因此，加强基础医学教学实验中心建设，提高实验教学质量，培养大学生实践创新能力具有重要意义。以培养适应国家及区域医药卫生事业发展和经济社会建设需要的高素质、高水平卓越医学人才为根本任务，从"育人为本、德育为先、能力为重、全面发展"的教育理念出发，树立"以学生为主体、以能力培养为核心"的实验教学观，徐州医科大学基础医学国家级实验教学示范中心对基础医学实验课程进行了优化设计，组织编写了一套新颖的实验教材。本套实验教材以案例作为引导，构建"理论与实践相互结合、基础与临床相互渗透、教学与科研相互促进"的实验教学体系；构建模块化、层次化、多元化满足学生自主学习的实验教学新模式。本套实验教材按照医学生物学实验课程群、正常人体形态学实验课程群、疾病基础实验课程群、医学机能学实验课程群和病原生物学与免疫学实验课程群循序编排。在实验项目层次上，精简基础性实验和内容重复过多的实验，增加综合设计性实验和研究创新性实验比例，使学生通过实验课程学习，系统掌握从"分子"、"细胞"、"组织"、"器官"到"系统"；从形态到功能；从正常到异常；从疾病诊断到防治等一套完整的基础医学实验的知识与技能，为后续的学习和工作打下坚实的基础。

本套实验教材是徐州医科大学基础医学国家级实验教学示范中心全体老师辛勤劳动的结晶，是我校多年来教学改革的成果体现。衷心感谢科学出版社对编写工作的热情鼓励和悉心指导。诚然，由于编者的学识、水平和能力的限制，难免存在诸多不足和遗憾，恳请广大专家、教师和学生提出宝贵意见与批评，为推动我国医学教育的发展共同努力。

郑葵阳

2017 年 12 月

前　言

　　一本优秀教材对于提高教育教学质量、实现教学目标非常重要。在这本《医学机能学实验》的编写过程中，具有多年教学经验的专业教师积极投入，力求做到：理论与实际相结合，通过基础实验，及时巩固医学生学过的相关理论知识；基础与临床相结合，提高医学生解决医学实际问题的能力，为其今后的临床工作做好铺垫；创新思维与综合处理能力相结合，有效开拓医学生的实验（实践）思维能力、动手能力，以适应时代和形势的变化。

　　本实验教材在继承并融合原生理学、病理生理学和药理学等实验课程的核心内容的基础上，又增加了综合实验、自主设计实验、虚拟仿真实验、病例分析等项目，更加强调学科之间的交叉融合和学生创新能力的培养。

　　案例分析和病例讨论相关内容是本教材的一大亮点，加入这部分内容有利于加深学生对基础理论知识的认识，促进学生对基本技能的掌握及运用，帮助学生建立和完善正确的诊断思维，培养学生的创新能力。

　　VBL-100 医学机能学虚拟实验室系统是本教材的又一大亮点，它充分应用计算机虚拟仿真与网络技术，集动物简介、基础知识、实验录像、模拟实验、实验考核等内容于一体，虚拟仿真实验无须任何实验准备，可形象、直观地帮助学生理解实验的操作步骤和查看实验效果，是提高医学机能学实验教学效果的一个有益补充。

　　由于编者经验和水平有限，本教材难免存在不足，希望广大教师、学生在使用过程中提出宝贵的意见和建议，以利于我们的修改和完善，更好地为医学机能学实验教学服务。

编　者

2021 年 1 月

目　　录

丛书前言
前言

上　　篇

第一章　机能学实验基础知识 ………………………………………………………… 1
　第一节　机能学实验课程的教学目的和学习要求 ………………………………… 1
　第二节　常用实验动物 ……………………………………………………………… 3
　第三节　常用实验系统 ……………………………………………………………… 16
第二章　人体生理学基础实验 ………………………………………………………… 33
　实验一　蛙坐骨神经干动作电位的引导及兴奋性的测定 ……………………… 33
　实验二　骨骼肌的单收缩和复合收缩 …………………………………………… 35
　实验三　ABO 血型的鉴定 ………………………………………………………… 38
　实验四　影响血液凝固的因素 …………………………………………………… 40
　实验五　人体心音听诊 …………………………………………………………… 42
　实验六　人体心电图的描记 ……………………………………………………… 43
　实验七　人体动脉血压的测量 …………………………………………………… 45
　实验八　期前收缩和代偿间歇 …………………………………………………… 47
　实验九　家兔动脉血压的调节 …………………………………………………… 48
　实验十　肺通气功能的测定 ……………………………………………………… 51
　实验十一　家兔呼吸运动的调节 ………………………………………………… 52
　实验十二　家兔动脉血压和呼吸运动的联合实验 ……………………………… 54
　实验十三　影响尿生成的因素 …………………………………………………… 55
　实验十四　视敏度的测定 ………………………………………………………… 57
　实验十五　视野的测定 …………………………………………………………… 58
　实验十六　盲点的测定 …………………………………………………………… 60
　实验十七　人体听力检查和声音的传导途径 …………………………………… 61
　实验十八　去小脑动物的观察 …………………………………………………… 62
　实验十九　反射弧分析 …………………………………………………………… 63
　实验二十　去大脑僵直 …………………………………………………………… 65
第三章　案例分析 ……………………………………………………………………… 67
　案例一 ……………………………………………………………………………… 67

案例二 ··· 67

案例三 ··· 68

案例四 ··· 69

案例五 ··· 70

第四章 实验设计 ··· 71

第一节 实验设计的基本步骤 ································· 71

第二节 研究论文的写作 ·· 73

第三节 参考实验设计案例 ···································· 75

第五章 实验数据的统计与分析 ······················· 80

第一节 医学机能学实验数据分类及整理 ············ 80

第二节 实验数据的统计分析 ································· 82

第六章 VBL-100 医学机能学虚拟实验系统 ···· 87

第一节 概述 ··· 87

第二节 系统的使用 ·· 89

下 篇

第七章 常用实验动物疾病模型 ·························· 93

第一节 人类疾病实验动物模型的分类 ··············· 93

第二节 动物模型在生物医学研究中的意义 ········· 95

第三节 常用实验动物模型 ··································· 96

第八章 病理生理学基础实验 ···························· 104

实验一 家兔实验性肺水肿 ································· 104

实验二 家兔酸碱平衡紊乱 ································· 106

实验三 小鼠几种类型的缺氧 ····························· 108

实验四 家兔失血性休克及治疗 ·························· 110

实验五 氨在肝性脑病发病机制中的作用 ············ 112

第九章 药理学基础实验 ··································· 114

实验一 药物 LD_{50} 和 ED_{50} 的测定 ··············· 114

实验二 有机磷酸酯类中毒及解救 ······················ 115

实验三 拟、抗胆碱药对家兔离体肠管的作用 ······ 116

实验四 传出神经系统药物对家兔血压的影响 ······ 117

实验五 地西泮的抗惊厥实验 ······························ 119

实验六 氯丙嗪对大鼠体温和活动的影响 ············ 120

实验七 小鼠扭体法镇痛实验 ······························ 121

实验八 普萘洛尔抗心律失常作用 ······················ 122

实验九　利多卡因对强心苷诱发心律失常的拮抗作用 ················ 124

实验十　肝素、双香豆素、枸橼酸钠的抗凝血作用 ·················· 125

实验十一　糖皮质激素的抗炎作用 ······························· 126

实验十二　硫喷妥钠对呼吸的抑制及尼可刹米的解救作用 ············ 127

实验十三　呋塞米对家兔的利尿作用及其对钠离子排泄的影响 ········· 129

实验十四　青霉素 G 钾盐与青霉素 G 钠盐的毒性比较 ··············· 130

第十章　病例分析与用药讨论 ··································· 131

病例 1 ·· 131

病例 2 ·· 131

病例 3 ·· 132

病例 4 ·· 132

病例 5 ·· 133

病例 6 ·· 133

病例 7 ·· 133

病例 8 ·· 134

病例 9 ·· 134

病例 10 ··· 135

病例 11 ··· 135

病例 12 ··· 135

病例 13 ··· 136

病例 14 ··· 136

病例 15 ··· 136

病例 16 ··· 137

病例 17 ··· 138

病例 18 ··· 138

病例 19 ··· 139

第十一章　药物剂型、处方与试剂配制 ·························· 140

第一节　药物剂型与处方 ····································· 140

第二节　试剂配制 ··· 146

附录 ·· 149

上　篇

第一章　机能学实验基础知识

第一节　机能学实验课程的教学目的和学习要求

一、机能学实验课程的教学目的

机能学包括生理学、病理生理学和药理学三门学科。其中生理学主要研究正常机体的功能活动规律；病理生理学研究在病理状态下机体的功能活动规律；药理学研究在药物的干预下机体的功能变化规律。机能学实验课程包含生理学、病理生理学和药理学三门课程的实验教学内容，其基本研究方法、研究手段和观察指标类同，将三门学科实验教学中的精选内容、方法和技术重新组合，编写成《医学机能学实验》应用于实验教学。

通过对医学机能学实验的学习与实践，学生巩固了生理学、病理生理学和药理学的基本理论，将各学科的理论知识融会贯通，并与实际结合，加强了对理论知识的理解、掌握和运用；同时学生掌握了机能学实验的基本操作技能，培养了动手操作能力、知识运用能力，以及实事求是、严谨的科学作风和严密的科学逻辑思维方法，提高了科学观察、比较、分析和解决问题的综合能力。通过对医学机能学实验的学习与实践还启发了学生在机能学科实验研究中的创新性思维，为培养学生的科学思维和科学研究能力奠定良好基础。

二、机能学实验课程的学习要求

（一）做好实验前理论和操作准备

1. 提前预习实验教材，了解实验的基本内容、实验目的、原理和要求，熟悉实验步骤、操作程序和注意事项。

2. 结合实验内容，复习相关的生理学、病理生理学和药理学理论知识，理解实验原理以提高实验课的学习效果。

3. 根据所学的理论知识预测各个实验步骤可能得到的结果。

（二）以严谨的科学态度做好实验

1. 遵守学习纪律，准时到达实验室，穿工作服，养成良好的工作作风。

2. 严格遵守实验室各项规章制度和操作规程。

3. 认真听教师对实验教材的讲解，注意观察示教操作过程。要特别注意教师指出的实验过程中的注意事项。

4. 实验小组各成员合理分工并密切合作，注意培养自己的动手能力、独立解决实验过程中出现问题的能力。

5. 实验所用的仪器、器材和药品务必按照要求摆放，依程序操作。注意爱护器材，充分发挥各种器材应有的作用，保证实验过程顺利进行，并取得预期效果。

6. 实验中仔细、耐心观察实验现象，认真做好记录。主动根据理论知识思考、分析各种实验现象和实验结果。对于没有达到预期结果的项目，要及时分析其原因，培养实事求是的科学作风。

7. 要爱护和节约实验动物，按要求对其进行捉拿、麻醉和手术。注意实验安全。

（三）记录分析实验结果，完成实验报告

在实验过程中，要仔细、耐心地观察并及时记录每项实验出现的结果。实验记录要做到客观、具体、清楚、完整。实验结果必须进行整理和分析，以明确实验结果的可靠性。若出现非预期结果或其他异常现象应如实记录，分析其产生的原因或机制，得出正确的结论。

1. 实验结果的记录方法

（1）波形法：指实验中描记的波形或曲线（如呼吸、血压、心电图、肌肉收缩曲线等）经过剪贴编辑，加上标注、说明，可直接贴在实验报告上，以显示实验结果。波形法较为直观清楚，能够客观地反映实验结果。

（2）表格法：对于计量或计数性资料可以用列表的方式显示。表格法反映实验结果清晰明确，便于比较，同时可以显示初步统计分析的结果。注意采用标准的统计学三线表表格。

（3）简图法：将实验结果用柱图、饼图、折线图或逻辑流程图等方式表示。所表示的内容可以是原始结果，也可以是经分析、统计或转换的数据。

（4）描述法：对于不便用图形及表格显示的结果，也可用语言进行描述。但要注意语言的精炼和层次，注意使用规范的名词和概念。

2. 实验报告的书写 实验报告的基本内容包括实验名称、实验目的及原理、实验对象、实验步骤、实验结果、分析讨论及结论。实验报告要注明作者的姓名、班次、组别、实验室、日期。

实验报告的写作是机能学实验的一项基本训练，通过书写实验报告可以熟悉撰写科学论文的基本格式。认真仔细整理收集实验所得的记录和资料，运用所学理论知识，通过分析思考及查阅相关文献，尝试对实验中出现的现象及结果进行分析讨论，做出实验结论。在对实验透彻分析的基础上，应当对该实验项目所涉及的概念、原理或理论做出简要小结，并紧扣实验内容得出结论。

（董　薇）

第二节　常用实验动物

一、常用实验动物的生物学特性

（一）实验动物的作用和意义

实验动物（laboratory animal）又称为狭义实验动物，是根据科学研究需要在实验室条件下有目的、有计划地进行人工驯养、繁殖、微生物控制和科学培育而获得的动物。实验动物来源于野生动物或家畜家禽，其既具有野生动物的共性，又有生物学特性明确、遗传背景清楚、表型均一、对刺激敏感性和反应性一致的特点。这些自身特点有利于只用少量动物就能获得精确、可靠的动物实验结果，并具有良好的可重复性，因而被广泛地应用于生物学、医学及药学领域的教学和研究中。

实验动物可以作为研究机体正常生理生化反应的对象。人为改变实验动物的环境条件可以使实验动物机体发生生理、生化、组织结构甚至基因表达的改变，这些改变与人体有一定的共性。实验动物还是多种疾病的良好模型。由于人类各种疾病的发生、发展十分复杂，要揭示疾病发生、发展的规律，不可能完全在人身上进行，以人为实验对象在道义上和方法学上往往受到种种限制。机能学实验多以实验动物为对象，通过观察实验动物的基本生理生化反应及病理生理反应，以及采用实验动物模拟人类疾病过程，观察药物及其他各种因素对生物体机能、形态及遗传学的影响，学习和验证其基本规律，既方便、有效、可比性高，又易于管理和操作。在医学基础研究、药物研究及疾病发生与防治手段研究等领域，均具有十分重要的意义。合理正确地选择和使用实验动物是顺利完成实验并获得真实可靠实验结果的保证。

（二）常用实验动物的分类

1. 按遗传学控制方法，根据基因纯合的程度，可将实验动物分为近交系动物、突变系动物、封闭系动物、杂交系动物和非纯系动物五类。

（1）近交系动物：是指遗传物质高度纯合和稳定的品系动物，一般采用 20 代以上的全同胞兄弟姊妹或亲子进行交配而培育出来的遗传基因纯化的品系。人们曾经习惯用"纯种"称呼近交系动物。近交系动物具有基因位点的纯合性、表型一致性、遗传稳定性、遗传组成的同源性、遗传特征的可分辨性和独特性、分布广泛性及资料可查性的特点。

（2）突变系动物：在育种过程中，由于单个基因的突变，或将某个基因导入，或通过多次回交"留种"而建立的一个同类突变品系。此类个体具有同样遗传缺陷或病态。现已培育成的自然具有某些疾病的突变品系有严重联合免疫缺陷小鼠、肌萎缩症小鼠、贫血鼠、肿瘤鼠、白血病鼠、糖尿病鼠、高血压大鼠和裸鼠（无胸腺、无毛）等。这些品系的动物大量应用于相应疾病的防治研究，具有重大的价值。

（3）封闭系动物：以非近亲交配方式进行繁殖生产的一个实验动物种群，在不从外部引入新个体的条件下，至少连续繁殖 4 代以上的群体，称为封闭群。它的特点主要有群体遗传组成保持一定的杂合性；群体具有相对稳定性；繁殖力、抗病力、环境适应力强；个体间保持着一定的杂合性；个体差异的大小取决于其祖代；存在有模型价值的基因。封闭群是应用最广泛的实验动物品种，常用的封闭群实验动物有昆明（KM）小鼠、NIH 小鼠、LACA 小鼠、ICR 小鼠、Wistar 大鼠、SD 大鼠等。

（4）杂交系动物：由两个近交系动物杂交产生的子一代称为杂交一代。它们具有同基因性、表型一致性、杂交优势、杂合的遗传组成、国际上应用广泛的特点。杂交一代具有生命力旺盛、繁殖率高、生长快、体质健壮、抗病力强等优点，它与近交系动物有同样的实验效果。

（5）非纯系动物：即一般任意交配繁殖的杂种动物。杂种动物具有生命力旺盛、适应性强、繁殖率高、生长快等特点，易于被饲养管理。其个体差异大、反应性不规则、实验结果的重复性差。

2. 按微生物学特征分类

（1）普通级动物：是指不携带所规定的人兽共患病和动物烈性传染病病原体的实验动物。它是带菌动物，是微生物、寄生虫控制要求最低的一个级别，饲养于普通环境，其体表和体内带有多种微生物，甚至带有病原微生物，因此生产成本低，教学实验中常用之。

（2）清洁级动物：除普通级动物应排除的病原体外，不携带对动物健康危害大和对科学研究干扰大的病原体的动物。清洁级动物是我国特有的实验动物级别。它饲养于屏障系统环境中，清洁级动物排除的微生物和寄生虫多于普通级动物，在实验过程中受疾病干扰相对少，实验中某些刺激引起隐性感染的机会小，对实验的敏感性和实验结果的重复性较好。

（3）无特定病原体（SPF）级动物：除清洁级动物应排除的病原体外，不携带主要潜在感染或条件致病病原和对科学实验干扰大的病原的实验动物，如排除铜绿假单胞菌等。这种动物是在无菌条件下剖宫产取出，又饲养在无菌的、恒温恒湿的条件下，其食品饮料等全部无菌。SPF 级动物的实验结果具有较高的准确性和重复性，被广泛应用于各领域。

（4）无菌级动物和悉生动物：无菌级动物是指机体内外任何部位都检不出微生物、寄生虫的实验动物。无菌级动物由于缺乏微生物的刺激，脾脏和淋巴结发育不良，是微生物、寄生虫与动物相互关系研究的良好实验动物。无菌级动物体内既无抗原，也无抗体，处于原始免疫状态，其适用于各种免疫学功能研究。悉生动物是指机体内带有已知微生物的动物，此种动物源于无菌级动物，人为地将指定微生物接种于动物体内。

（三）常用实验动物的生物学特性

在机能实验学教学实验中，常用的动物有蛙、小鼠、大鼠和家兔等。它们的生物学特性分述如下：

1. 蛙类　蛙是教学实验中常用的小动物。当气温下降到 10℃左右时，蛙停止活动与摄食，但当气温回升到 10℃以上，它又会活动觅食，没有明显的休眠期，因而被广泛用于机能学实验中。其心脏在离体情况下仍可有节奏地搏动很久，可用于心功能不全实验及观察药物对心肌作用的实验。蛙舌与肠系膜是观察炎症和微循环变化的良好标本，其坐骨神经腓肠肌标本可用来观察药物对周围神经、横纹肌或神经肌接头的作用。腹直肌标本用于乙酰胆碱和箭毒类药物的鉴定。此外，蛙类还能用于水肿和肾功能不全的实验。

2. 小鼠　其繁殖周期短、产仔多、生长快，饲料消耗少、温顺易捉，操作方便，又能复制出多种疾病模型，是医学实验中用途最广泛和最常用的动物之一。其适用于动物需要量大的实验，如药物的筛选、半数致死量的测定和安全性实验、药物的效价比较、抗肿瘤药物的研究及抗衰老实验等，也适用于避孕药实验。在机能学实验中，主要用于缺氧、药物 LD_{50} 和 ED_{50} 的测定及镇痛等实验。

3. 大鼠　为昼伏夜行性动物，喜安静环境。性情不像小鼠温顺，受惊时表现凶恶，易咬人。其抗病力强，但对噪声敏感，噪声容易使其内分泌紊乱。具有小鼠的其他优点，故在医学实验中的应用仅次于小鼠。例如，可以用大鼠的踝关节进行药物的抗炎作用实验，可直接测鼠尾动脉压，还可用心电图、脑电图等对大鼠进行心血管疾病和中枢神经系统疾病的研究，还常被用于观察药物的亚急性和慢性毒性作用。在机能学教学实验中用于水肿、炎症、休克、心功能不全、黄疸、肾功能不全等实验。

4. 家兔　其性情温顺、怯懦、惊疑、胆小，是常用的实验动物之一。家兔品种很多，实验中常用的有青紫蓝兔、中国白兔、新西兰白兔和大耳白兔。其中新西兰白兔是近年来引进的大型优良品种，广泛用于皮肤反应实验、热原实验等。大耳白兔的耳朵长且大，血管清晰，皮肤白色，易于注射和采血，是最常用的理想的实验用兔。常用作直接记录血压、呼吸，观察药物对心脏的影响，了解心电图的变化，以及用于中枢兴奋药、利尿药的实验。兔血清产生较多，因此被广泛用于制备高效价和特异性强的免疫血清。在机能学实验中，家兔用于钾代谢障碍、酸碱平衡紊乱、水肿、炎症、缺氧、发热、休克及心功能不全等几乎全部的实验内容。

二、实验动物的基本操作

（一）实验动物的捉拿与固定方法

1. 蛙类　抓取蛙时宜用左手将其握住，以中指、环指和小指压住其左腹侧和后肢，拇指和示指分别压住右、左前肢，右手进行操作。如需长时间观察可破坏其脑脊髓，用大头针将蛙固定在蛙板上。蟾蜍的捉拿和固定方法同蛙。

2. 小鼠　小鼠性情稍温和，一般不需戴手套捕捉，但也要提防被它咬伤。抓取时先用右手轻抓鼠尾中部提起，置于鼠笼或其他粗糙面将鼠尾向后轻拉，在其向前爬行时，用左手的拇指和示指抓住小鼠的两耳和颈背部皮肤，其余三指和掌心夹住其背部皮肤及尾部，以环指及小指夹住鼠尾即可。这种一只手就可以固定的方法可用于灌胃、肌内注射和腹腔注射等操作，也可在麻醉后固定于小鼠固定板上。另外，在进行尾静脉注射操作时，可以让小鼠直接钻入小鼠固定器中进行固定。

3. 大鼠　大鼠性烈，齿锋利，抓取时要提防被它咬伤，一般可以戴上帆布手套。大鼠的抓取方法基本同小鼠，同样采用左手固定法，只是用拇指和示指捏住鼠耳，余下三指紧捏鼠背皮肤，置于左掌心中，右手可进行灌胃、肌内注射和腹腔注射等操作。也可以用左手将大鼠压住，伸开虎口，示指放在左前肢前，中指放在左前肢后，拇指置于右前肢后，一把握住大鼠，右手进行操作。尾静脉注射的固定同小鼠，改用大鼠固定器即可。若需做手术，则在麻醉后绑在固定板上。

4. 家兔

（1）抓取：家兔性情驯良，较易捕捉。从兔笼取出时，一般用右手抓住其颈背近后颈部皮肤提起，然后左手托住其臀部，将其重心承托在左手上。单提兔耳、捉拿四肢、提抓腰部和背部都是不正确的抓法。兔脚爪锐利，谨防抓伤。

（2）固定：一般采用台式固定，可用于观察血压、呼吸或进行颈部、胸部、腹部手术等实验。将家兔置于盒中进行麻醉，麻醉后的家兔以仰卧位躺于兔台上，四肢用粗棉绳活结固定，前肢系在腕关节以上，后肢系在踝关节以上，拉直四肢，将绳打结固定在兔台四周的固定处，头部用兔头固定器固定或用一根粗棉绳绕过兔门齿固定在兔台上。

（二）实验动物的给药途径与方法

常用的给药途径有口服（per os，p.o.）、灌胃（intragastric administration，i.g.）、皮下注射（subcutaneous，s.c.）、腹腔注射（intraperitoneal，i.p.）、肌内注射（intramuscular，i.m.）和静脉注射（intravenous，i.v.）等。口服法可将药物放入饲料或溶于饮水中，由动物自由摄取。一般为保证剂量的准确，多用灌胃法。给药的途径和方法是多种多样的，可根据实验目的、实验动物种类和药物剂型等情况确定。选择给药途径还应考虑到将来临床应用时的给药途径问题，这样可以提高实验结果的参考价值。

1. 小鼠和大鼠

（1）灌胃法：灌胃时将灌胃针接在注射器上，吸入药液。左手固定动物，使头颈部充分伸直，但不宜抓得过紧，以免窒息死亡。右手持注射器，自口角插入口腔，从舌面紧沿上腭并沿咽后壁徐徐插入食管。操作时，如遇阻力不能硬插，应抽出针头重试，以免将灌胃针插入气管造成动物死亡。如有突破感，进针顺畅、动物安静、无呼吸异常时，即可注入药液。一般当灌胃针插入小鼠 3～4cm、大鼠 3.5～5.5cm 后即可将药物注入。小鼠的灌注量为 0.10～0.25ml/10g，大鼠的灌注量为 1.0～2.0ml/100g。

（2）皮下注射法：小鼠和大鼠皮下组织疏松，常选择其头颈部皮下注射，也可在大腿外侧。方法是左手抓住并提起头颈部皮肤，同时左手环指和小指将小鼠左后肢及背部压在掌下，右手持注射器，自颈部皮肤水平插入皮下，注入药液。一般选用 5 号半针头，不宜采用较大的针头，以免药液由针口溢出。一般给药量小鼠为 0.1～0.2ml/10g，大鼠为 1ml/100g。

（3）肌内注射法：选择肌肉发达、无大血管通过的部位，一般多选臀部和大腿部。方法如前抓取动物，固定其后肢，右手持注射器迅速垂直插入大腿或臀部肌肉中，回抽针栓如无回血，即可进行注射。选用 5 号半针头，注射量一般为每条腿 0.1ml。

（4）静脉注射法：大鼠、小鼠静脉注射一般采用尾静脉注射法，鼠尾明显可见四条血管，上、下两条为动脉，左、右两侧为静脉。注射时，将小鼠置于特制的鼠筒中或扣于烧杯中，尾部露出。鼠尾浸入 45℃左右的温水中 30 秒，或用 75%酒精棉球涂擦尾部，使血管扩张，并使表皮角质软化。将鼠尾拉直，选一条扩张明显的静脉，右手持注射器，针头与静脉平行（小于 30°角）缓慢进针，以左手拇指将针头与鼠尾一起固定，试注射少许药液，若针头确在血管内，则推注无阻力；否则，皮肤隆起发白，应退出重试。注射应从尾尖部开始，假如失败，可逐渐向鼠尾根部上移进行再次注射。大鼠的尾巴角质层较厚，要多用酒精棉球擦拭来软化角质，并充分加温使尾静脉扩张，注射才易成功。注射量一般小鼠为 0.05～0.3ml/10g，大鼠为 0.1～0.2 ml/100g。

（5）腹腔注射法：左手抓住动物使其腹部向上。右手持注射器从左下腹或右下腹（应避开膀胱）向头部方向刺入皮下，进针 2～3mm，再以 45°角刺入腹腔，固定针头，回抽一下无血液、气泡和尿液时，可缓缓注入药液。为避免伤及内脏，可使动物处于头低位，使内脏移向上腹。另外，针头插入不宜太深或太接近上腹部，以免刺破内脏。注射量一般小鼠为 0.1～0.3ml/10g，大鼠为 0.5～2.0ml/100g。

2. 家兔

（1）耳静脉注射法：固定家兔，选用耳缘静脉，拔去注射部位的被毛，用手指轻弹兔耳，使血管扩张，左手示指和中指夹住静脉的近心端，拇指和环指绷直静脉的远心端。待血管充盈后，右手将抽好药液的注射器从静脉远心端插入血管，如确定针头在血管内，即可用左手拇指和示指固定针头，以免滑脱。注射药液时，如推注通畅无阻，并见到血液被药液冲走，表明针头在血管内。如注射部位皮肤肿胀、发白，则表明注射到皮下了，则需要沿静脉向近心端方向移动重新注射。注射完毕用棉球按住针眼，将针头抽出，并继续按压片刻至血止。注射量一般为 0.2～2.5ml/kg。

（2）灌胃法：固定家兔身体和头部，将开口器横贯家兔口腔并旋转压住家兔舌，另一人选择合适的灌胃管从开口器中间的小孔插入，灌胃管压在舌根部沿着上腭缓缓插入至所需深度。插管时观察动物的反应，若反应剧烈或出现呼吸困难时，要拔出灌胃管。插管完成后，再将灌胃管放入一杯水中，如不见气泡，表示已进入胃内，即可将药液缓慢注入，最后注入少量水分，使灌胃管中残留的药液全部灌入胃内。灌毕先将灌胃管慢慢抽出，再取出开口器。服药前实验家兔应先禁食为宜。灌胃量一般不超过 20ml。

（三）实验动物的麻醉方法

为减轻疼痛，使动物安静，便于进行手术，需将动物麻醉。根据实验的要求和动物种属的差异可采用不同的麻醉剂和麻醉方法。

1. 常用的麻醉剂 动物实验中常用的麻醉剂有三类，即挥发性麻醉剂、非挥发性麻醉剂和局部麻醉剂。

（1）挥发性麻醉剂：该类麻醉剂有乙醚和氯仿等。乙醚吸入麻醉适用于各种动物，其麻醉量和致死量差距大，所以其安全性也大，动物麻醉的深浅易掌握，且麻醉后苏醒较快；缺点是易引起上呼吸道黏膜腺体分泌增多，易引起窒息，需要密切观察。

（2）非挥发性麻醉剂：常用的有戊巴比妥钠、苯巴比妥钠、硫喷妥钠、氨基甲酸乙酯（乌拉坦）和水合氯醛等。该类麻醉剂可用于静脉麻醉和腹腔麻醉，使用时方便，一次给药且麻醉时间较长。

（3）局部麻醉剂：包括普鲁卡因、利多卡因或丁卡因等。

2. 麻醉方法

（1）全身麻醉：全身麻醉常用于较深部位或较广泛的手术。麻醉后，如动物卧倒不动、呼吸变深及变慢、四肢松弛无力、角膜反射迟钝、对痛刺激反应减弱或消失（用止血钳或镊子夹捏皮肤），即表明动物已完全麻醉。

1）吸入麻醉：常用的有乙醚，多用于大鼠、小鼠和豚鼠。将动物放在干燥器或倒扣的烧杯内，内置浸有乙醚的棉球或纱布团。待动物吸入乙醚倒下后，即已麻醉。乙醚作用时间短，为维持麻醉可将浸有乙醚的棉球装入小瓶内，置于动物的口、鼻处以补吸乙醚。由于乙醚燃点很低，遇火极易燃烧，所以一定要远离火源。

2）注射麻醉：静脉注射麻醉剂时，开始给药的速度可略微快些，即先给予总量的 1/3，以求动物能快速、顺利地度过兴奋期。后 2/3 的剂量给入速度宜慢，且边注射边观察动物生命体征的变化（心搏、呼吸等）。当确定已达到麻醉效果时，即可停止给药，不必急于将剩余的麻醉剂全部推入（表 1-1）。

表 1-1　常用注射麻醉剂的用法和剂量

麻醉剂	动物	给药途径	浓度（%）	剂量（mg/kg）	麻醉持续时间
戊巴比妥钠	家兔	静脉	3	30	2～4h，中途加 1/5 量可维持
	大鼠、小鼠	腹腔	2	40～50	1h 以上，麻醉稳定，常用
乌拉坦	家兔	静脉	20	750～1000	2～4h，对呼吸、心功能影响
	大鼠、小鼠	腹腔	20	800～1000	小，较安全，但作用弱
氯醛糖	家兔	静脉	2	80～100	3～4h，对心血管和呼吸影响
	大鼠	腹腔	2	50	小，但麻醉浅
水合氯醛	大鼠	腹腔	10	30	3～5min 起效，维持 3～5h

（2）局部麻醉：可用于局部手术。常用 2%普鲁卡因溶液在手术切口部位做浸润注射。注射时，循切口方向把针头全插入皮下，先回抽一下针筒芯，无血液回流时，方可注入，以免将麻醉剂误注入血管。推注麻醉剂时要边注射边将针头向外拉出。第二针可从前一针所浸润的末端开始，直至切口部位完全浸润为止。

3. 麻醉注意事项　麻醉过量是由于麻醉剂给药速度过快或剂量过大引起动物生命中枢麻痹，呼吸缓慢且不规则，甚至出现呼吸、心搏骤停的紧急情况，是机能实验中常见的意外情况。麻醉剂用量除参考一般标准外，一定要考虑动物对药物耐受性的个体差异。在注射麻醉剂时前 1/3 剂量虽然要快，但还是要稍微缓慢，不能过快，在注射的同时也要密切观察动物呼吸的深度、肢体和腹壁肌肉的紧张度、角膜反射和对痛刺激的反应，当这些麻醉指征明显减弱或消失时，立即暂缓或暂停给药，可避免发生麻醉过度。当实验过程较长时，麻醉深度会变浅，实验过程中发现动物有挣扎，这时可酌情补加麻醉剂，但一次补加量一般不超过总量的 1/5。

（四）实验意外的处理

在实验过程中，有时会发生一些未预料到的突发情况，如麻醉过量、大出血、窒息等事关实验成败的紧急情况，因而实验者需要掌握必要的急救措施。

1. 麻醉过量　一旦发生应立即抢救。处理方法：如呼吸极度减慢或停止，而心搏仍然存在，应进行人工呼吸。给家兔或大鼠做人工呼吸时，用双手紧握动物胸腹部，使其呼气，然后快速放开，使其吸气，频率约每秒一次。如呼吸停止，则主要是由于给药速度太快；如注入量未达计算量，一般可很快使动物恢复呼吸，也可同时夹捏动物肢体末端部位，促进呼吸恢复。如果给药过量，在人工呼吸的同时应静脉注射尼可刹米 1ml（浓度为 25%）以兴奋延髓呼吸中枢。如果动物心跳也停止，在人工呼吸的同时，还应做心脏按压，用拇指、示指和中指挤压心脏部位，有时可因机械刺激或挤压使心脏复跳。实验者可一人进行心脏按压，另一人抽取 0.1%肾上腺素溶液 1ml 进行静脉注射，必要时直接做心脏内注射。当已注入肾上腺素溶液后，心脏跳动无力，可从静脉或心腔内注射 1%氯化钙溶液 5ml，钙离子可使心肌收缩加强。也可针刺家兔人中穴，抢救效果较好。发现意外越早，抢救成功的概率越大，因而在实验过程中一定要密切观察，积极采取预防和急救措施是极其重要的。

2. 大出血 也是机能学实验中常见的紧急情况。手术过程中发生大出血多是由于手术操作不当，误将附近大血管损伤或血管分离时撕裂大血管所致。在操作前要熟悉解剖结构，操作时要小心仔细操作，尽量使用顶端圆滑的手术器械和玻璃分针，出现大出血时要尽快止血。在颈部手术时，尽可能地进行正中线操作，因为颈部大血管均位于正中线两侧，越靠颈根部，血管越往中线靠近。腹部操作要沿着腹白线进行切开。一旦出现大出血，要尽快用纱布压迫出血部位，并吸去创面血液，待不出血时，掀起纱布找到出血点，用止血钳夹住出血血管及周围少量组织，然后用丝线结扎出血点。在颈总动脉插管时也可能因为丝线固定不牢，插管滑脱血管或插管头过硬过尖刺破血管壁，这些都会引起大出血。这时需要重新结扎或止血后重新插管。

3. 窒息 当动物出现耳或唇发绀、呼吸极度困难、呼吸频率减慢时，说明已有窒息现象。此时可先将动物的舌头向一侧拉出，多可缓解。如不缓解应立即剪开气管，如果先已插入气管插管应立即拔出，用棉签轻轻擦去使气道阻塞的气道分泌物，从而使气道通畅，再插入气管插管。气道分泌物过多造成气道阻塞时常伴有痰鸣音，易于判断；血凝块堵塞气管插管可无痰鸣音，这时可用一细塑料插管通过气管插管插入气道，用注射器将分泌物或血凝块吸出，多可缓解。也可能是由于气管插管的斜面端贴于气管壁，造成气道阻塞，这时可将气管插管旋转180°，即可缓解。

（五）实验动物的处死方法

急性动物实验结束后，常需将动物处死。处死方法因动物种类而异。

1. 蛙类 用刺蛙针破坏脑脊髓或用粗剪刀断头。

2. 小鼠和大鼠 颈椎脱臼法，右手抓住鼠尾用力后拉，同时左手拇指与示指用力向下按住鼠头，将颈椎拉断，鼠立即死亡。另外，在鼠颈部用剪刀将鼠头剪掉，为断头法。也可采用打击法，即右手抓住鼠尾并提起，用力摔击鼠头（也可用小木槌用力敲击鼠头），使鼠致死。

3. 兔等较大动物 常用空气栓塞法，即向动物静脉内注入一定量空气，使之发生空气栓塞而致死。静脉内注入空气的量兔为 20～40ml；急性放血法，即自动脉（颈动脉或股动脉）快速大量放血致死；破坏延髓法，如果实验中已暴露延髓，可用器具破坏延髓使动物死亡；开放气胸法，将动物开胸，造成开放性气胸，导致肺萎陷使动物窒息死亡；化学药物致死法，常在静脉内快速注入过量氯化钾，使心搏骤停致死；过量麻醉致死法，静脉内注入过量麻醉剂使动物致死。

（六）急性动物实验手术的基本方法

1. 切口和止血　切口的基本原则是按照局部的解剖结构进行逐层切开。

（1）备皮：剪毛法在急性动物实验中最常用，对兔、猫、狗等实验动物切开皮肤前必须剪毛。剪毛可用弯头剪毛剪或粗剪刀，不可用组织剪及眼科剪。剪毛范围应大于切口长度。为避免剪伤皮肤，可一只手将皮肤绷平，另一只手持剪刀平贴于皮肤逆着毛的朝向剪毛。剪下的毛应及时放入盛水的杯中浸湿，以免到处飞扬。施行皮肤切口前，要选定切口部位和范围，必要时做出标志。

（2）切口：切口的大小根据实验要求而定。切皮时手术者一只手的拇指和示指绷紧皮肤，另一只手持手术刀，以适当力度一次切开皮肤和皮下组织，直至肌层。用止血钳夹住皮肤切口边缘暴露手术野，以利于进一步分离、结扎等操作。手术中要注意避免损伤血管，如有出血要及时止血。

（3）止血

1）组织渗血的止血：可用温热生理盐水纱布压迫、吸收性明胶海绵覆盖或电凝等方法。

2）较大血管出血的止血：应用止血钳夹住出血点及其周围少许组织，结扎止血。

3）骨组织出血的止血：先擦干创面，再及时用骨蜡填充堵塞止血。

4）肌肉出血的止血：肌肉的血管丰富，肌组织出血时要与肌组织一同结扎。为避免肌肉组织出血，在分离肌肉时，若肌纤维走向与切口一致，应钝性分离；若肌纤维走向与切口不一致，则应采取两端结扎中间切断的方法。干纱布只用于吸血和压迫止血，不可用来揩擦组织，以免造成组织损伤和刚已形成的血凝块脱落。

2. 神经和血管的分离　神经和血管都是易损伤的组织，在分离过程中要细心、轻柔，以免损伤其结构与功能。切不可用有齿镊子进行剥离，也不可用止血钳或镊子夹持。分离时应掌握先神经后血管、先细后粗的原则。分离较大的神经和血管时，应先用蚊式止血钳将其周围的结缔组织稍加分离，然后用大小适宜的止血钳从分离处插入，顺着神经或血管的走向逐步扩大，直至将神经血管分离出来。在分离细小的神经或血管时，要用眼科镊子或玻璃分针小心操作，须特别注意保持局部的自然解剖位置，不要把解剖关系搞乱。如需切断血管分支，应采用两端结扎、中间剪断的方法。分离完毕后，在神经或血管的下方穿一浸透生理盐水的丝线，供刺激时提起或结扎之用。然后，覆盖一块生理盐水纱布，以防止组织干燥；或在创口内滴加适量温液状石蜡（37℃±1℃），使神经浸泡其中。

（七）动物实验常用插管技术

1. 气管插管术

（1）动物麻醉后，将其仰卧位固定于手术台上。

（2）用剪刀紧贴颈部皮肤依次剪去手术部位的毛。不可用手提起毛，以免剪破皮肤。

（3）沿颈部下颌至锁骨上缘正中线做一长 5～7cm 的皮肤切口，分离皮下筋膜，暴露胸骨舌骨肌。注意：手术刀的用力要均匀，避免因用力过大、过猛而切断气管表面的肌肉组织。

（4）用止血钳插入左右两侧胸骨舌骨肌之间，做钝性分离，将两条肌肉向两外侧缘牵拉并固定，以便充分暴露气管。用弯止血钳将气管与背侧面的结缔组织分开，游离气管 5～7cm，在其下面穿线备用（穿线时应注意将气管与大血管和神经分开）。

（5）用手术刀或手术剪在甲状软骨下 3～4 软骨环处做一倒 "T" 形切口，气管上的环行切口不宜大于气管直径的 1/3。

（6）如气管内有血液或分泌物，应先用棉签揩净，再用组织镊夹住气管切口的一角，将气管插管向胸腔方向插入气管腔内，用备用线结扎气管插管，并固定于侧管分叉处，以免 "Y" 形气管插管脱落。

2. 颈总动脉插管术

（1）动物麻醉后仰卧位固定于手术台上，剪毛。切开颈部皮肤同 "气管插管术" 的操作。

（2）分离颈部浅筋膜：用止血钳钳夹皮肤切口的左、右侧缘并向外牵拉，以便充分暴露手术视野。用蚊式止血钳或剪刀钝性分离浅筋膜，或在筋膜上无大血管的情况下剪开浅筋膜，暴露肌肉层组织结构。注意剪开或切开的浅筋膜，应与皮肤切口的大小一致。

（3）分离肌肉层组织：当剪开皮下筋膜后，迅速用直止血钳夹住皮下筋膜，并与皮肤固定在一起向外牵拉，充分暴露肌肉层组织特征。此时不要盲目地进行各种手术操作，应仔细地寻找颈部组织解剖学的特殊体征。在气管的表面有两条肌肉，一条是与气管走向一致，紧贴且覆盖于气管表面上的胸骨舌骨肌；另一条是向侧面斜行的胸锁乳突肌。在这两条肌肉组织的汇集点上插入弯止血钳，逐层分离肌肉组织后，即可清晰地暴露出深部组织内的颈动脉血管鞘结构。

（4）游离颈总动脉：分离血管鞘膜，游离颈总动脉表面的各种神经纤维。在靠近锁骨端，分离出 3～4cm 长度的颈总动脉，并在其下面穿入两根手术线备用。结扎血管的远心端，待血管内血液充分充盈后，在近心端先用动脉夹夹住颈总动脉血管（结扎处与动脉夹之间的长度越长越好，一般至少为 3cm），以便实施插管术。

（5）颈总动脉插管：在结扎点与动脉夹之间且靠近远心端结扎处，用眼科直剪向心脏方向剪开血管，剪刀与血管呈 45°角，切口大小以不超过血管直径的 1/3 为宜（注意：血管切口面一定要呈斜切面，不能呈垂直面）。沿着此切口向心脏方向准确地插入血管导管约 2.5cm 后，在近心端结扎血管（结扎时要注意保持插管与血管呈直线，以防血管壁被插管口刺破），利用远心端的结扎线再次结扎插管导管，以防插管从插口处滑出。放开动脉夹，记录血压信号。

3. 颈外静脉插管术

（1）动物麻醉后固定于手术台上，剪毛。切开颈部皮肤同"气管插管术"的操作。

（2）暴露颈外静脉：当切开颈部正中皮肤组织后，只要轻轻提起左侧缘皮肤，用手指从皮肤外将一侧部分组织外转翻起，即可在胸锁乳突肌外缘处见到粗而明显的颈外静脉。沿血管走向用弯头止血钳钝性分离皮下筋膜，充分暴露颈外静脉 3～5cm，穿两根 2-0 号手术线备用。在靠近锁骨端用动脉夹夹闭颈外静脉的近心端，待血管内血液充分充盈后结扎颈外静脉的远心端（结扎处与动脉夹之间的长度越长越好，一般至少为 3cm）。

（3）颈外静脉插管：靠近血管远心端处，用医用眼科直剪呈 45°角向心脏方向剪开血管直径的 1/3，用弯眼科镊的弯钩插入到血管内轻轻挑起血管，此时可见到颈外静脉血管腔，向心脏方向插入静脉插管约 2.5cm。

（4）静脉插管固定：导管插入静脉血管后，先在近心端结扎血管导管，再利用远心端的结扎线再次结扎导管，放开动脉夹。

4. 输尿管插管术

（1）动物麻醉后固定于手术台上。

（2）剪去耻骨联合以上腹部的部分被毛。

（3）在耻骨联合上缘，沿正中线做 4cm 皮肤切口。

（4）在耻骨联合上缘约 0.5cm 处沿腹白线切开腹壁肌肉层组织，注意勿伤及内脏器官。基本方法是沿腹白线切开腹壁约 0.5cm 小口，用止血钳夹住切口边缘并提起，用手术刀柄上下划动腹壁数次（分离腹腔脏器），然后向上、向下切开腹壁层组织 3～4cm。

（5）寻找膀胱（如膀胱充盈，可用 50ml 的注射器将尿液抽出），将其向上翻移至腹外，分辨清楚输尿管进入膀胱背侧的部位（即膀胱三角）后，用玻璃分针分离一侧输尿管。

（6）在输尿管靠近膀胱处用丝线打一松结备用，离此约 2cm 处的输尿管正下方穿一根线，用眼科剪向肾脏方向剪开输尿管（约输尿管管径的 1/2），用镊子夹住切口的一角，向肾脏方向插入导尿管（预先充满生理盐水），用丝线在切口处前后结扎固定，防止导尿管滑脱，平放导尿管，直到见导尿管出口处有尿液慢慢流出。

（7）同样方法插入另一侧的导尿管。

（8）手术完毕后，用温热（38℃左右）生理盐水纱布覆盖腹部切口，以保持腹腔的温度。如果需要长时间收集尿样本，则应关闭腹腔。可用皮肤钳夹住双侧腹壁关闭腹腔或采用缝合方式关闭腹腔。

（八）常用实验标本的采集方法

1. 采血

（1）鼠类的取血方法

1）颈外静脉或颈总动脉取血：适用于大鼠和豚鼠的反复多次采血。分离出上述血管，结扎远心端，在动脉插管时必须用动脉夹夹住近心端，静脉插管时可以不夹。将插管的一端剪成斜面，另一端插入粗细适宜的钝针头，针座上连以三通活塞。整个管道中充满 20U/ml 肝素生理盐水。在血管上剪一小口（约为管径的 1/3），将插管向心脏方向插入 5mm 左右，用丝线打一个结扎住，使血液不致于从血管与插管之间流出。取下动脉夹，将插管继续插入，在动脉内进入 1～2cm，静脉内插入约 4cm（大鼠）至右心房。用盛有肝素生理盐水的注射器接上三通活塞，将插管内含血的肝素生理盐水抽出，换上洁净的注射器或毛细玻璃管取血。取血完毕后，换上刚才抽出的含有血液的肝素生理盐水注射器，直立将下沉的血液输回，然后向插管内注入含肝素 125U/ml 的生理盐水，关闭三通活塞，留待下次取血。用远心端的血管结扎线将插管扎住固定。

2）慢性取血的方法：做完上述操作后夹住插管，取下三通活塞和钝针头，向插管内塞入一段磨钝的大头针或回形针约 5mm。在两耳后的颈部皮肤上切一小口，将止血钳伸入直至颈部皮下，夹住有塞子的插管端拉出，露在体外 2～3cm。如此可在动物清醒活动的状态下取血。每天用肝素生理盐水冲洗 1～2 次。

3）股静脉或股动脉取血：在大鼠或豚鼠的股部三角区找出股动脉、股静脉，用上述方法插入导管取血，并可将导管另一端留置背部露出体外以反复采血。也可向暴露的股部和颈部血管直接穿刺取血，但易造成出血或取血失败，不如插管妥当。

4）下腔静脉取血：供一次大量采血用。将动物仰卧，在其剑突下做一横行切口，腹正中线做一纵行切口，切开腹壁，将肠袢拉向动物的左侧，暴露下腔静脉，用盛有抗凝剂的注射器直接穿刺取血，也可预先肝素化后取血（大鼠仰卧时，切开小腿前部皮肤，皮下即可见静脉，由此注入肝素）。

5）心脏取血：将动物仰卧，剪去其胸前区毛，左手示指在左侧第 3～4 肋间触到心尖搏动，右手用连有针头的注射器，于心搏最强处穿刺。由于心脏跳动，血液自行进入注射器。此方法多用于豚鼠。

6）尾尖取血：供小量反复采血之用。动物固定后，将尾尖剪去 1～2mm（小鼠）或 5mm（大鼠）。从尾根部向尾尖部按摩，血即从断端流出。事先将鼠尾浸在 45～50℃热水中使血管扩张，这样可取得较多的血。

（2）家兔的取血方法

1）耳缘静脉或耳中央动脉取血：拔去血管表面皮肤的毛，轻弹耳壳或用二甲苯涂抹皮肤使血管扩张。用注射器可从耳中央动脉取得数毫升血。也可用针头刺破耳缘静脉末梢端待血液流出时取血。

2）颈外静脉或股静脉取血：方法同大鼠，但兔的中心静脉压低于大气压，颈外静脉插管时必须夹住近心端。

3）后肢小隐静脉取血：仰卧固定家兔，小腿上端扎橡皮管，小腿外侧皮下可见充盈的静脉，经皮穿刺即可取血。

4）心脏取血：第3肋间胸骨左缘3mm处将针头垂直刺入心脏，血即进入注射器。一次可取血20～25ml。

2. 采尿

（1）代谢笼法：此法较常用，适用于小鼠和大鼠的尿液采集。代谢笼是能将尿液和粪便分开而达到收集动物尿液目的的一种特殊装置。

（2）导尿法：此法常用于雄性兔、犬。动物轻度麻醉后，固定于手术台上，由尿道插入导管（导管顶端应涂抹液状石蜡），可以采到无污染的尿液。

（3）压迫膀胱法：此法适用于兔、犬等大动物。将动物轻度麻醉后，实验者用手在动物下腹部加压，动作要轻柔而有力，当外力使膀胱括约肌松弛时，尿液会自动从尿道口排出。

三、动物实验常用手术器械

（一）两栖类动物常用手术器械

1. 剪刀　粗剪刀用于剪骨、肌肉和皮肤等粗硬组织。手术剪刀或眼科剪刀用于剪神经和血管等细软组织。

2. 镊子　普通镊子用于夹捏组织和牵提切口处的皮肤。眼科镊子用于夹捏细软组织。

3. 金属探针　用于破坏蛙类的脑和脊髓。

4. 玻璃分针　因其光滑故对组织不易产生损伤，用以分离神经、肌肉和血管等组织。

5. 蛙心夹　在心脏舒张期用夹口夹住心尖，另一端通过丝线连于张力换能器，用以描记心脏舒缩活动。

6. 蛙板　约为16cm×20cm的木板，用于固定蛙类，可用蛙钉或图钉将蛙腿钉在板上。

（二）哺乳类动物实验常用手术器械

1. 手术刀　用于切开皮肤和脏器，不要随意用它切其他软组织，以减少出血，注意刀刃不要碰其他坚硬物质，用毕单独存放。

2. 剪刀　剪毛剪刀用于剪毛；手术剪刀用于剪皮下组织和肌肉。剪破血管以插管时，使用眼科剪刀。

3. 镊子　夹捏较大或较厚的组织和牵拉皮肤切口时，用普通镊子；夹捏细软组织时，用眼科镊子。

4. 止血钳 除用于止血外，还可用于提起皮肤和分离皮下组织。蚊式止血钳较细小，适用于分离血管及神经周围的结缔组织。

5. 动脉夹 用于阻断动脉血流。

6. 气管插管 急性动物实验时插入气管以保证呼吸道通畅，或可连接小动物人工呼吸机。其一端接气鼓，可记录呼吸运动。

7. 血管插管 动脉插管在急性动物实验时插入动脉，另一端接生物信号采集与处理系统，以记录血压。静脉插管插入静脉后固定，以便于在实验过程中随时用注射器通过插管向动物体内注射药物。

（郝艳玲　周　洁）

第三节　常用实验系统

一、目前常用生物机能实验系统

（一）BL-420 生物信号采集与处理系统

1. BL-420 生物信号采集与处理系统 是以计算机为基础的 4 通道生物信号采集与处理系统，主要用于观察生物体内或离体器官中探测到的生物电信号及张力、压力、呼吸等生物非电信号的波形，从而对生物机体在不同的生理或药理实验条件下所发生的机能变化加以记录与分析。它是研究各种生物机能活动的主要设备和手段之一。

2. BL-420 生物信号采集与处理系统基本原理 首先将原始的生物机能信号，包括生物电信号和通过传感器引入的生物非电信号进行放大、滤波等处理，再对处理的信号通过模数转换进行数字化并将数字化后的生物机能信号传输到计算机内部，计算机则通过专用的生物机能实验系统软件接收从生物信号放大、采集硬件传入的数字信号，然后对这些收到的信号进行实时处理。另外，BL-420系统软件也可以接收使用者的指令向实验动物发出刺激信号。

3. BL-420 生物信号采集与处理系统功能介绍

（1）程序主界面介绍（图 1-1）：顶部窗口位于工具条的下方，波形显示在窗口的上面。顶部窗口由四部分组成，分别是测量数据显示区、启动刺激按钮、实验标记编辑区及采样率选择按钮等。测量数据显示区显示当前测量通道的实时测量最新数据点或光标测量点处的测量结果，包括信号值和时间。启动刺激按钮及采样率选择按钮在实时实验的状态下可用，主要用于启动刺激器和设置系统的采样率。实验标记编辑区包括实验标记编辑组合框和打开实验标记编辑对话框两个项目。单击打开实验标记编辑对话框按钮，将弹出"实验标记编辑"对话框，如图 1-2 所示。可以在这个对话框中对实验标记进行预编辑。

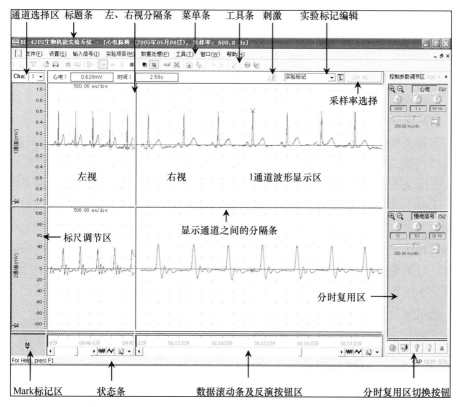

图 1-1　程序主界面

在实验数据中添加特殊实验标记的方法很简单，先在实验标记编辑组合框中选择一个特殊实验标记，或者直接输入一个新的实验标记并按下"Enter"键；然后在需要添加特殊实验标记的波形位置单击鼠标左键，实验标记就添加完成了。

底部窗口位于界面的最下方，由四部分组成，分别是 Mark 标记区、状态条、数据滚动条及反演按钮区、分时复用区切换按钮。Mark 标记是用于加强光标测量的一个标记，它将测量 Mark 标记和测量光标之间的波形幅度差值与时间差值（测量的结果前加一个 Δ 标记，表示显示的数值是一个差值），测量的结果显示在通用信息显示区的当前值和时间栏中。使用时将鼠标移动到 Mark 标记区，按下左键，鼠标光标将从箭头变为箭头上方加一个"M"字母形状。然后，

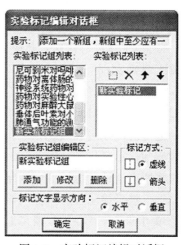

图 1-2　实验标记编辑对话框

按住鼠标左键不放拖动 Mark 标记，将 Mark 标记拖放到任何一个有波形显示的通道显示窗口中的波形测量点上方，松开鼠标左键，这时"M"字母将自动落到对应于这点 X 坐标的波形曲线上。若将"M"标记拖到无波形曲线的地方释放，它将自动回到 Mark 标记区。不使用时，只需用鼠标将其拖回到 Mark 标记区即可，拖回方法与拖放方法相同。

状态条用于显示提示信息、键盘状态及系统时间等，从左到右分为 3 个部分，分别是提示信息显示区、键盘状态显示区和系统时间显示区。提示信息显示区的内容将根据系统当前具体操作的不同而不同。键盘状态显示区显示大、小写字母切换按钮状态和小键盘数字按钮状态。系统时间显示区显示当前系统时间。

数据滚动条用于实时实验和反演时快速数据查找与定位，通过对滚动条的拖动，选择实验数据中不同时间段的波形进行观察。该功能不仅适用于反演时对数据的快速查找和定位，也适用于实时实验中将已经推出窗口外的实验波形重新拖回到窗口中进行观察、对比（仅适用于左视的滚动条）。反演按钮位于屏幕的右下方，分别是波形横向（时间轴）压缩和波形横向扩展两个功能按钮及一个数据查找菜单按钮，平时处于灰色的非激活状态，当进行数据反演时，反演按钮被激活，通过调节这些按钮来调节波形以便于观察。

分时复用区包括控制参数调节区、显示参数调节区、通用信息显示区、专用信息显示区和刺激参数调节区 5 个分区，它们分时占用屏幕右边相同的一块显示区域，通过分时复用区底部的 5 个切换按钮可对这几个区进行切换。

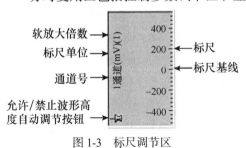

图 1-3　标尺调节区

（2）标尺调节区：显示通道的最左边为标尺调节区（图 1-3）。每一个通道均有一个标尺调节区，用于实现调节标尺零点的位置及选择标尺单位等功能。

（3）波形显示区：生物信号波形显示区是主界面中最重要的组成部分，实验人员观察到的所有生物信号波形及处理后的结果波形均显示在波形显示窗口中。实验时可以根据自己的需要在屏幕上显示 1～多个波形显示窗口，也可以通过波形显示窗口之间的分隔条调节各个波形显示窗口的高度，但由于多个波形显示通道的面积之和始终相等，故当把其中一个显示窗口的高度调宽时，必然会导致其他显示窗口的高度变窄。当需还原时可在任一显示窗口上双击鼠标左键，即可将所有通道的显示窗口恢复到初始大小。一个通道的波形显示窗口包含有标尺基线、波形显示和背景标尺格线等三部分。在通道显示窗口中还有一个快捷功能菜单可供选择。在信号窗口上单击鼠标右键时，TM-WAVE 软件将会完成两项功能：一是结束所有正在进行的选择功能和测量功能，包括两点测量、区间测量、细胞放电数测量及心肌细胞动作电位测量等；二是将弹出一个快捷功能菜单，参见图 1-4。在这个快捷功能菜单中包含的命令大部分与通道相关，若需要对某个通道进行操作，就直接在该通道的显示窗口上单击鼠标右键，选择快捷菜单上的相应操作项即可。例如，对某个通道的波形进行信号反向或平滑滤波等操作。

（4）硬件参数调节区：在软件的右端，属于分时复用区的第一个界面（分时复用区包含 5 个可选择的界面，由其下方的按钮进行选择），可以根据需要调节硬件参数获取最佳实验效果如图 1-4 所示。

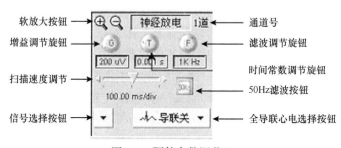

图 1-4　硬件参数调节区

增益调节旋钮：用于调节通道增益（放大倍数）挡位。具体的调节方法是在增益调节旋钮上单击鼠标左键，将增大一挡该通道的增益，而单击鼠标右键则减小一挡该通道的增益。

时间常数调节旋钮：时间常数又称为高通滤波，每一个时间常数值对应一个频率值。用于调节时间常数的挡位。具体的调节方法是在时间常数调节旋钮上单击鼠标左键，将减小一挡该通道的时间常数，而单击鼠标右键则增大一挡该通道的时间常数。当更改某一通道的时间常数值之后，时间常数调节旋钮下的时间常数显示区将显示时间常数的当前值。

滤波调节旋钮：用于调节低通滤波的挡位。

扫描速度调节器：其功能是改变通道显示波形的扫描速度，每个通道均可根据需要独立设置扫描速度。

50Hz 滤波按钮：用于启动和关闭 50Hz 抑制功能。50Hz 信号是交流电源中最常见的干扰信号，如果 50Hz 干扰过大，会造成有效的生物机能信号被 50Hz 干扰淹没，无法观察到正常的生物信号。此时，需要使用 50Hz 滤波来削弱电源带来的 50Hz 干扰信号。

4. BL-420 生物信号采集与处理系统使用说明　双击桌面上的 BL-420 生物信号采集与处理系统软件图标可以进入到系统软件中。

在 BL-420 生物信号采集与处理系统软件中包含 4 种启动生物机能实验的方法。

（1）选择"输入信号"→"通道号"→"信号种类"为相应通道设定相应的信号种类，然后从工具条中选择"开始"命令按钮。

（2）从"实验项目"菜单中选择自己需要的实验项目。

（3）选择工具条上的"打开上一次实验设置"按钮。

（4）通过 TM-WAVE 软件"文件"菜单中的"打开配置"命令启动波形采样。

无论使用哪种方法启动 BL-420 生物信号采集与处理系统工作，软件都将根据选择的信号种类或实验项目为每个实验通道设置相应的初始参数，包括实验通道的采样率、增益、时间常数、滤波、扫描速度等。该初始参数的设置是在基本的生理理论基础及大量的生理实验基础上获得的，基本上能够满足实验者完成相应实验的要求，但实验生物机体本身存在着个体差异。因此，为了让实验者能够获得最佳的实验效果，在实验过程中仍然可以调节各个实验通道的实验参数。

如果想暂停一下波形观察与记录，如此时正在配置新药，为了减少记录的无效数据占据磁盘空间，可以暂停实验，只需从工具条上选择"暂停"命令按钮即可。

当完成本次实验后，可以选择工具条上的"停止"按钮，此时，软件将提示为本次实验得到的记录数据文件取一个名字以便于保存和以后使用，然后结束本次实验。此后，可以利用工具条上的"打开"按钮重新打开这个文件进行分析。从"文件"菜单中选择"退出"按钮或单击窗口左上角的"关闭"按钮可以退出该软件。

（二）BL-420N 生物信号采集与处理系统

1. BL-420N 生物信号采集与处理系统介绍　BL-420N 生物信号采集与处理系统相比于上一代信号采集与处理系统首先引入了新的软件平台，可以在这个平台上扩展出信息化、网络化等大量新的功能；同时也扩展了硬件平台的功能，硬件系统可以方便识别连入前端的传感器类型，而且可以根据前端连接设备的不同扩展采样通道数。

2. BL-420N 生物信号采集与处理系统特点

（1）信息化多媒体展示功能：信息化功能主要体现在实验前对学生的指导工作上，在实验前，学生可以从系统学习到关于仪器的知识和实验的知识（历史、原理、方法、操作、探索等）；实验中可以方便控制系统获取好的实验结果。

（2）无纸化的实验报告管理功能：实验后学生可以在 BL-420N 生物信号采集与处理系统软件上方便地编辑自己的实验报告，然后传输到实验信息化管理中心，由实验老师进行网上批阅和管理。

（3）实验设备使用的自动记录、统计管理功能：每一台 BL-420N 设备都会自动记录设备的使用情况，包括首次使用时间、末次使用时间、累计使用次数、平均每次实验使用时间等。这些信息会自动传输到实验信息化管理中心被统计分析。

（4）实验数据存储的实验环境信息使实验数据更客观可信：在高原和平原

完成的同样生物机能实验可能会存在不同结果，这很可能是由实验环境的不同而造成的。BL-420N 除存储完成实验时的各种环境条件，包括温度、湿度、大气压力外，还存储实验时使用的计算机软硬件信息，如 CPU、内存、操作系统等，从而得到精确的实验环境数据。

（5）通道具有智能识别功能：BL-420N 生物信号采集与处理系统的每个通道都具有智能识别功能。当连接本公司生产的智能传感器时，系统可以自动识别智能传感器的全部信息，用户无须进行定标等操作即可完成传感器的设置，直接开始实验，方便用户使用。

（6）物理通道的自动扩展功能：当 BL-420N 生物信号采集与处理系统与具有多通道扩展功能的传感器连接时，BL-420N 生物信号采集与处理系统会自动扩展这些新引入的通道，如当用户在 1 通道连接一个具有 3 个通道信号的传感器时，1 通道会自动扩展为 3 个采样通道，而整个系统则从 4 通道变成 6 通道系统。

另外，BL-420N 生物信号采集与处理系统配套有人体生理信号无线连接器，可以将 HWS0601 人体无线生理信号采集器采集到的人体生理信号，如心电、血压、呼吸和血氧等信号传入到 BL-420N 生物信号采集与处理系统进行显示和记录。

3. BL-420N 生物信号采集与处理系统功能介绍

（1）主界面介绍：BL-420N 生物信号采集与处理系统主界面包含 4 个主要的视图区，分别为功能区、实验数据列表视图区、波形显示视图区及设备信息显示视图区。

视图区是指一块独立功能规划的显示区域，这些区域可以装入不同的视图。在 BL-420N 生物信号采集与处理系统中，除了波形显示视图不能隐藏之外，其余视图均可显示或隐藏。其余视图中除顶部的功能区之外，还可以任意移动位置。在设备信息视图中通常还会有其他被覆盖的视图，包括通道参数调节视图、刺激参数调节视图、快捷启动视图及测量结果显示视图等。

打开 BL-420N 生物信号采集与处理系统软件，耐心认识软件主界面将有助于使用软件（表 1-2）。

表 1-2 主界面上主要功能区划分说明

序号	视图名称	功能说明
1	波形显示视图	显示采集到或分析后的通道数据波形
2	功能区	主要功能按钮的存放区域，是各种功能的起始点
3	实验数据列表视图	默认位置的数据文件列表，双击文件名直接打开该文件
4	设备信息视图	显示连接设备信息、环境信息、通道信息等基础信息

续表

序号	视图名称	功能说明
5	通道参数调节视图	通道参数调节和刺激发出控制区
6	刺激参数调节视图	刺激参数调节和刺激发出控制区
7	快捷启动视图	快速启动和停止实验
8	测量结果视图	显示所有专用和通用的测量数据

（2）波形显示视图区概述：BL-420N 生物信号采集与处理系统软件波形显示视图区是采集到生物信号的主要显示区域，该区域主要由 7 个部分组成，分别为波形显示区、顶部信息区、标尺区、测量信息显示区、时间坐标显示区、滚动条及双视分隔条，见图 1-5、表 1-3。

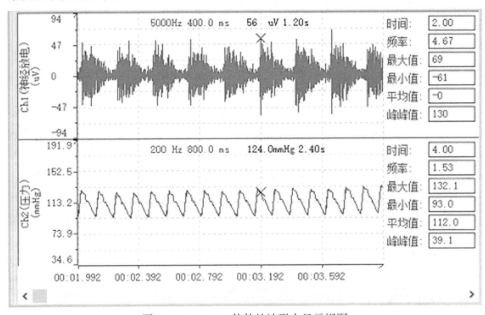

图 1-5　BL-420N 软件的波形主显示视图

表 1-3　波形显示视图各部分功能说明

序号	区域名称	功能说明
1	波形显示区	以通道为基础同时显示 1–n 个通道的信号波形
2	顶部信息区	显示通道基本信息，包括采样率、扫描速度和测量数据等
3	标尺区	显示通道幅度标尺，幅度标尺用于对信号的幅度进行定量标识
4	测量信息显示区	显示通道区间测量的结果

续表

序号	区域名称	功能说明
5	时间坐标显示区	显示所有通道的时间位置标尺，以 1 通道为基准
6	滚动条	拖动定位反演文件中波形的位置
7	双视分隔条	拖动双视分隔条可以实现波形的双视显示，用于波形的对比

（3）功能区概述：功能区是指 BL-420N 生物信号采集与处理系统主界面顶部的功能按钮选择区域，这个区域是用户操作系统的入口点，见图 1-6。BL-420N 生物信号采集与处理系统功能区相当于把传统软件中用户命令选择的菜单栏和工具栏合二为一，既有图标又有标题，使功能选择更直观、方便，这类似于 Word2010 的操作风格。

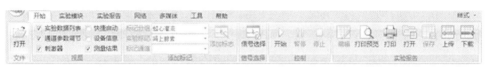

图 1-6　BL-420N 生物信号采集与处理系统的功能区

（4）视图说明：视图是 BL-420N 软件的特定信息显示区或功能操作区。在 BL-420N 生物信号采集与处理系统中包含 6 个视图，分别为实验数据列表视图、通道参数调节视图、刺激参数调节视图、快捷启动视图、设备信息视图及测量结果视图。

（5）数据分析和测量功能说明：数据分析和测量是 BL-420N 生物信号采集与处理系统的重要功能之一。数据分析通常是对信号进行变换处理，如频谱分析，是将时域信号变换为频域信号；而数据测量则是在原始数据的基础上对信号进行分析得到某些结果，如心率的计算等。

（6）信息化功能概述：信息化功能基于实验室信息化管理服务器，实验室信息管理系统是一个基于校园网的实验室信息管理与实验报告评阅系统。系统具备实验室预约管理、实验室设备管理、用户权限管理、实验报告管理、实验数据管理等主要功能，主要用于管理员对实验室使用时间分配、老师自定义实验内容、学生申请实验室并上传实验报告和数据的情形之下，在宿舍和办公室等地方使用个人计算机通过浏览器就可访问。

4. BL-420N 生物信号采集与处理系统使用说明　BL-420N 生物信号采集与处理系统提供三种开始实验的方法，分别为从实验模块启动实验、从信号选择对话框进入实验或从快速启动视图开始实验。接下来就简单介绍开始实验的三种方式。

（1）从实验模块启动实验（适用于学生的教学实验）：选择功能区"实验模

块"栏目，然后根据需要选择不同的实验模块开始实验，如选择"循环"→"期前收缩-代偿间歇"，将自动启动该实验模块。

从实验模块启动实验时，系统会自动根据用户选择的实验项目配置各种实验参数，如采样通道数、采样率、增益、滤波、刺激等，方便快速进入实验状态。

（2）从信号选择对话框进入实验：选择工具区"开始"→"信号选择"按钮，系统会弹出一个"信号选择"对话框。在"信号选择"对话框中，实验者可根据自己的实验内容，为每个通道配置相应的实验参数，这是最为灵活的一种启动实验方式。

（3）从快速启动视图开始实验：可以从启动视图中的快速启动按钮开始实验，也可以从功能区"开始"菜单栏中的"开始"按钮快速启动实验。这两种快速启动实验的方法完全相同，之所以有两种相同的启动方法是为了方便用户的操作。

在第一次启动软件的情况下快速启动实验，系统会采用默认方式，即同时打开4个心电通道的方式启动实验。如果在上一次停止实验后使用快速启动方式启动实验，系统会按照上一次实验的参数启动本次实验。

二、常用仪器与设备

（一）i-STAT 血气分析仪

i-STAT 是现代微电子和生物芯片技术结合的血液分析仪，可检测血气、生化、电解质、凝血等指标。它运用纳米技术并结合微流体技术制成生物测试芯片，确保测量结果的高准确率和高重复率。

1. 主要功能

（1）床边测定无须抗凝剂，且采血量极少，进行全血检测。

（2）无须分离血浆或血清，结果精确，3min 见打印报告。

（3）可测血气、电解质、血糖、血细胞比容、尿素氮、肌酐、ACT、PT、cTnI 等。

2. 操作步骤

（1）采血：样本为新鲜全血，不加抗凝剂，采血量为 0.5ml 即可。

（2）注样：弃去前 1～2 滴血，将注射器斜向下对准测试片的注样口，旋转注入血液到标记处。

（3）输入信息：开机后选择 2（i-STAT Cartridge），进入操作界面，输入操作员编号，按"Enter"重复一次（若不输可直接按"Enter"）；输入患者编号，按"Enter"重复一次；按住"SCAN"键扫描血气板上的条码（平行扫码）。

（4）插入卡片：将测试片的接触头面朝上对准分析仪的测试片插口，慢慢平稳地插进分析仪。

（5）显示结果：2min 后测试完成，"Cartridge Locked"提示符消失，显示测试结果。

（6）打印结果：打开打印机开关，把分析仪的红外窗口对准打印机的红外窗口，按分析仪上的"PRT"键即可，按键也可停止打印。

3. 注意事项

（1）测试片应储藏于 2～8℃，用前从冰箱取出于室温中平衡：一般平衡 10min 以上，回温后的测试卡片应在 14 天内用完，复温过的测试卡片不可重新放回冰箱。

（2）手持测试片时，切勿用力挤压测试片的中央，以免弄破定标液袋及气囊。

（3）在注样时若有血液污染了测试片，应将其弃去，不可插入分析仪。

（4）建议每次使用前开机查看状态，适宜的机器温度为 19～29℃，电压低于 7.8V 或者出现"Battery Low"字样时，请务必更换电池。

（5）在盖测试卡的注样口盖子时，勿用力压盖子上的黄色垫片。

（6）在分析仪上出现"Cartridge Locked"字样时，表示仪器正在工作，此时千万不能拔出测试片。

（二）Spiro USB 肺功能仪

Spiro USB 肺功能仪是电脑化肺活量计，以兼具使用便利与技术精密为其独创特点。它是一种极其稳定的容量传感器，可以在体温与大气压力饱和度（B.T.P.S）下直接对呼气进行测定，从而避免温度校正的不准确性。传感器对凝聚和温度作用并不敏感，因此无须在检测前进行个体校准。

1. 主要衡量标准

（1）平静呼气肺活量（EVC）。

（2）用力肺活量（FVC）。

（3）峰值呼气流速（PEF）。

（4）平均中期呼气流速（MMEF）。

（5）用力吸气肺活量（FIVC）。

（6）峰值吸气流速（PIF）。

（7）用力呼气时间（FET）。

（8）潮气量（TV）。

（9）补呼气量（ERV）。

（10）补吸气量（IRV）。

（11）吸气量（IC）。

（12）吸气肺活量（IVC）。

（13）呼吸频率（FR）。

（14）吸气时间（T_i）。

（15）呼气时间（T_e）。

2. 操作步骤

（1）首先，打开显示器、计算机和打印机，等完全开启以后，用鼠标左键双击桌面的肺功能测试图标打开测试软件。

在"病人数据"对话框中可以从已储存的患者列表中选择需要的患者。如果尚未储存该患者的信息，点击"数据"菜单下的"新添病人"来输入新的患者信息。填写相应的信息，主要是编号、姓名、年龄、性别、身高、体重、人种。当所有的患者信息输入完毕后，患者就被加入到数据库中了。

（2）将塑料咬口安装于传感器上，选择"启动新测量"按钮，待听到"嘀"的声音，即可让患者含住咬口（注意要含紧包住，不能漏气），从而开始了平静肺活量的测量。

平静肺活量的测量步骤如下：保持 5～10 次的呼吸周期，直到患者的呼吸波足够平稳。这时得到的是潮气量（TV）、呼吸频率（FR）、静息通气量（MV）等一些静态的肺参数。

当几次平静呼吸后，告诉患者先缓慢地将气全部吐出来（呼到残气位为止），然后再缓慢地吸饱气（吸到肺总量位为止），吸饱气后再全部呼出来一直呼到不能再呼为止（到残气位），最后回到平静呼吸状态。完成一次检测后，可以点击"结束"完成平静肺活量的测量，这时可以让患者离开咬口（如果点击"继续"则再次进行检测，点击"取消"则删除检测结果）。

（3）点击"用力"按钮，然后让患者再次含住咬口（注意要含紧包住，不能漏气），从而开始用力肺活量的测量。

用力肺活量的测量（也就是流速容积环的测量）步骤如下：让患者接上咬口先平静呼吸，几个呼吸周期后就可以指导患者将气缓慢呼出来，呼到不能再呼为止（呼到残气位为止），这时呼吸波出现平台，从而保证彻底呼出所有的气体。然后要让患者用力、快速吸饱气到肺总量位（吸到不能再吸为止），这样可以得到最大吸气流速，同时可以看到吸气环饱满（指健康人群）。吸气环是非常重要的，它可以提供上呼吸道阻塞的信息。吸饱气后不能停顿，需要马上开始以最大能力、最快速度用力呼气。最后要深吸一口气或回到平静呼吸。这时可以让患者离开咬口。单击"结束"。

（4）打印报告：在"文件"菜单下，选择"打印"选项，就可以进行报告打印。

3. 注意事项　主菜单中的"用户化"选项分为系统选项和肺活量测定选项两部分。

（1）在系统选项中可以对如下内容进行配置：语言，身高和体重，日期格式，日期分隔符，彩色或黑白打印（在外部打印机上进行），个性化的印出标题。

（2）在肺活量测定选项中可以对如下内容进行配置：放松肺活量模式（潮

式呼吸或非潮式呼吸），预测值设置，预测面积或曲线显示，显示默认值，激发显示类型，打印曲线图，最佳检测标准，判读和肺龄指示（lung age indication），呼吸困难评分和吸烟状态，每日校准提示，人工温度校正，指标选择。

（三）XD-7100 单道心电图机

XD-7100 单道心电图机是一台具有交直流两用功能、体积小巧、易于携带的心电图机，适用于临床诊断、抢救及心电监护。

1. 仪器特点

（1）设计安全，符合 GB9706.1-1995 标准，Ⅰ类 B 型及防除颤功能，为被检查人提供了可靠的安全保证。

（2）采用位置反馈记录装置，频响高，阻尼特性好，描记所得心电图波形清晰、真实。

（3）具有交、直流两用功能，机内装有可充电电池的充电装置，交、直流转换使用极其方便。

（4）具有两种干扰抑制电路，即交流干扰抑制及人体肌电干扰抑制，能在各种恶劣的环境下，获得较满意的心电图记录。

（5）采用轻触型开关，转换导联、驱动走纸均极为方便。

2. 主要指标

（1）电源：交流电（220V，50Hz）、直流电两用（自充电）。

（2）走纸速度：分为 25mm/s 和 50mm/s 两挡。

（3）增益：分为 1/2、1、2 三挡。

（4）工作状态：分为停止、观察、记录三挡。

3. 操作步骤

（1）接好地线，通电预热。

（2）定标：用 1mV 标准电压的矩形波在记录纸上应显示 10mm 的幅度。

（3）连接导联线：红电极连接右上肢，黄电极连接左上肢，绿电极连接左下肢，黑电极连接右下肢，胸电极连接胸部导联位置。

（4）观察：利用工作状态的观察挡和移位旋钮，将心电图的波形置于记录纸的中间位置。

（5）记录：观察心电波形稳定后，利用工作状态的记录挡走纸记录心电图。

（6）利用导联键切换不同的导联。

（四）722N 可见光分光光度计

722N 可见光分光光度计能在近紫外、可见光谱区域对样品物质做定性和定量的分析。

1. 仪器的工作环境

（1）仪器应安放在干燥的房间内，使用温度为 5～35℃，相对湿度不超过 85%。

（2）使用时放置在坚固平稳的工作台上，且避免强烈的震动或持续的震动。

（3）室内照明不宜太强，且应避免直射日光的照射。

（4）电扇不宜直接向仪器吹风，以免影响仪器的正常使用。

（5）尽量远离高强度的磁场、电场及发生高频波的电器设备。

（6）供给仪器的电源电压为 220V±22V，频率为 50Hz±1Hz，并必须装有良好的接地线。推荐使用交流稳压电源，以加强仪器的抗干扰性能。使用功率为 1000W 以上的电子交流稳压器或交流恒压稳压器。

（7）避免在有硫化氢、亚硫酸氟等腐蚀气体的场所使用。

2. 仪器的主要技术指标及规格

（1）仪器类别：2 类。

（2）光学系统：单光速、衍射光栅。

（3）波长范围：300～800nm。

（4）光源：钨卤素灯 12V、30W。

（5）接收元件：光电池。

（6）波长准确度：±2nm。

（7）波长重复性：≤1nm。

（8）光谱带宽：5nm。

（9）透射比例范围：0.0%～100.0%τ。

（10）吸光度测量范围：0.000～1.999A。

（11）浓度直读范围：0000～1999。

（12）透射比准确度：±0.5%τ。

（13）透射比重复性：≤0.2%τ。

（14）噪声：100%噪声≤0.3%τ，0%噪声≤0.2%τ。

（15）稳定性：亮电流≤0.3%τ/3min；暗电流≤0.2%τ/3min。

（16）电源电压为 220V±22V，频率为 50Hz±1Hz。

（17）外形尺寸：570mm×400mm×260mm。

（18）净重：25kg。

3. 仪器的工作原理　分光光度计的基本原理是溶液中的物质在光的照射激发下，产生了对光的吸收效应，物质对光的吸收是具有选择性的。各种不同的物质都具有其各自的吸光光谱，因此当某单色光通过溶液时，其能量就会被吸收而减弱，光能量减弱的程度和物质的浓度有一定的比例关系。

4. 操作步骤

（1）仪器使用前需预热 30min。

（2）键盘操作：本仪器键盘共有 4 个键，分别为 A/τ/C/F、SD、▽/0%、△/100%。

1）A/τ/C/F 键：按此键来切换 A、τ、C、F 之间的值。A 为吸光度（absorbance），τ 为透射比（trans），C 为浓度（conc.），F 为斜率（factor）。F 值通过按键输入。

2）SD 键：该键具有两个功能。①用于 RS232 串行口和计算机传输数据（单向传输数据，仪器发向计算机）。②当处于 F 状态时，具有确认的功能，即确认当前的 F 值，并自动转到 C，计算当前的 C 值（C=F×A）。

3）▽/0%键：该键具有两个功能。①调零：只有在 F 状态时有效，打开样品室盖，按键后应显示 000.0。②下降键：只有在 τ 状态时有效，按本键 F 值自动减 1，如果按住本键不放，自动减 1 会加快速度，如果 F 值为 0 后，再按键它会自动变为 1999，再按键开始自动减 1。

4）△/100%键：该键具有两个功能。①只有在 A、τ 状态时有效，关闭样品室盖，按键后应显示 0.000、100.0。②上升键：只有在 F 状态时有效，按本键 F 值会自动加 1，如果按住本键不放，自动加 1 会加快速度，如果 F 值为 1999 后，再按键它会自动变为 0，再按键开始自动加 1。

例如：设置斜率为 1500。

方法一：①按 A/τ/C/F 键切换到 F 状态。②如果当前 F 值为 1000，则按 △/100%键，直到 F 值为 1500。③再按 SD 键，表示当前的 F 值为 1500，然后自动回到 C 状态，假如所测的 A 值为 0.234，则此时显示 C 值为 0351。

方法二：①按 A/τ/C/F 键切换到 F 状态。②如果当前 F 值为 1000，则按 △/100%键，直到 F 值为 1500。再按 A/τ/C/F 键切换到 C 状态，假如所测的 A 值为 0.234，此时显示 C 值为 0351。

（五）HH-42 快速恒温水箱

快速恒温水箱广泛用于干燥、浓缩、蒸馏及浸渍化学试剂、药品和生物制品，也可用于水浴恒温加热和其他温度试验，是生物、遗传、病毒、水产、环保、医药、卫生、生化实验室、分析室、教学科研的必备工具。

1. 主要特点

（1）水箱选用不锈钢材料，有优越的抗腐蚀性能。

（2）控温精确，数字显示，自动控温。

（3）操作简便，使用安全。

（4）带有搅拌功能，水温均匀。

2. 技术指标

（1）温控范围：室温—沸点。

（2）温度均匀性：≤0.1℃。

（3）温度波动：≤±0.5℃。

（4）温升速度：由室温升至沸点≤70min。

（5）电源：交流电压 220V±22V；频率 50Hz±1Hz。

（6）使用环境：环境温度 5～40℃；相对湿度≤80%。

（7）加热功率：2000W。

（8）搅拌速度：0～1400r/min。

3. 操作步骤

（1）向水箱注入适量的洁净自来水并把搅拌子放入水箱中央。

（2）将控温旋钮调到最低（从左向右调节温度逐渐增大）。

（3）将本机电源插头插入电源插座内，接通电源。

（4）把"设定/设定"开关置于"设定"端，观察显示屏，调节控温旋钮，调至所需的设定温度，当设定值高于所测温度时，加热工作开始。

（5）把"设定/测量"开关置于"测量"端，显示屏显示的为探头所测的实际温度。

（6）当加热到所需的温度时，加热会自动停止；当水箱内的热量散发，低于所设定的温度时，新的一轮加热又会开始。

（7）当发现水温均匀性不够时，可打开搅拌开关，慢慢调节箱内水温，升至所需速度。

（8）严禁在长时间无人的情况下使用，以防水分蒸发干后加热管爆裂。

（9）工作完毕，切断电源。

（10）若水浴锅较长时间不使用，应将水箱中的水排尽，并用软布擦净、晾干。

（六）CW-3G 型平滑肌槽

CW-3G 型平滑肌槽是根据原 CW-3 型平滑肌槽改进而成，本仪器克服了原仪器易漏水、温度不稳定等缺点。本仪器可与传统的二道、四道及生物信号采集与处理系统配套使用。测试在恒温条件下的离体肠管的肌张拉力。观察各种因素变化对离体平滑肌的影响，加深对消化道平滑肌生理特性的了解。

1. 技术指标

（1）控温范围：室温～40℃。

（2）控温精度：0.1℃。

（3）工作环境：0～+50℃。

（4）工作电源：220V。

（5）重量：2.5kg。

（6）外形尺寸：200mm×190mm×210mm。

2. 操作步骤

（1）保温槽内加入 30℃左右的温水，标本槽内加入实验用药液，打开电源，把旋钮拨至实验所需温度，恒温灯亮时开始实验，把标本一端系在肌张力换能器上，另一端系在标本钩上。

（2）供氧：打开该开关，气泵即工作，该仪器供气指空气，如需纯氧需另接。方法：疏通气沟后直接接到后面板的标本槽排水口上。

（3）供氧调节：调节空气的强弱。该旋钮与后面的两个调节阀可配合使用。气体调节阀 a、b：用于调节管内进气量的大小，非实验指导老师，请勿随意调节。该调节阀与前面板微调配合使用，则效果更佳。

（4）把温度设定按钮旋动调至所需要温度，仪器自动加温至所需温度，等仪器恒温后即可开始实验。

3. 注意事项

（1）水槽内无水时严禁打开电源开关。

（2）应经常检查液面是否符合要求。

（3）供氧时不要太快，以免振动悬线而影响记录。

（4）应防止与硬物碰撞。

（5）电源必须接地。

（七）Uritest-200B 尿液分析仪

Uritest-200B 尿液分析仪是根据反射光电比色法原理制成的分析仪器。用本仪器配合试纸条使用可以方便、准确、快速地测出人体尿液中 pH、亚硝酸盐、葡萄糖、蛋白质、隐血、酮体、胆红素、尿胆原、尿比重、白细胞、维生素 C 等 11 个项目的指标。

1. 主要技术指标

（1）项目选择：可选择 10A、11A。

（2）测定原理：反射光电比色法。

（3）测定速度：大于 140 条/小时。

（4）工作方式：高速测试、低速测试。

（5）可测项目：包括尿液中 pH、亚硝酸盐、葡萄糖、蛋白质、隐血、酮体、胆红素、尿胆原、尿比重、白细胞、维生素 C 等指标。

（6）使用环境：15～30℃，湿度≤80%。

（7）存储功能：可储存 4000 个标本数据。

（8）控制功能：自检、测试、故障判断等由机内微处理器控制。

2. 工作原理　仪器的光电传感器系统由光源和光电接收管组成。光源发出的光照射在尿试纸条的试纸块上，试纸块的颜色深浅对光的吸收及反射程度是不一样的，试纸块反应颜色的深浅与尿样中的各种成分的浓度成正比，颜色越深，吸收光量值越大，反射光量值越低，则反射率越小；反之，颜色越浅，吸收光量值越小，反射光量值越高，反射率也越大。

各试纸块的反射光进入光电传感器中，将光信号转换成电流信号，完成了光电转换。其电流强度与光反射强度的高低有关，该电流信号经过 I/V 转换送入中央处理器（CPU）中进行处理，并由打印机打印出测试结果。

3. 操作步骤

（1）将电源线的一端插入仪器接口，另一端插入接地良好的 100～240V 电源中，打开仪器的电源开关，等待仪器自检完成。

（2）仪器进入待测界面后，选择正确的尿试纸条（确保试纸条类型与待测界面显示的试纸条类型相同），按"开始"键。

（3）蜂鸣声响时将尿试纸条浸入尿样，蜂鸣声停止后取出。

（4）用吸水纸巾吸干尿试纸条上的残余尿样。

（5）在传动带停止运动的时间内，将尿试纸条平放于传动带的槽中，便可自动进行测试。

（6）注意尿试纸条放置的位置：尿试纸条的第一个试剂块的位置应在仪器的三角标识位置处。

（董　薇　王晓舟）

第二章 人体生理学基础实验

实验一 蛙坐骨神经干动作电位的引导及兴奋性的测定

问题·思考
1. 细胞内记录的动作电位和细胞外记录的动作电位有何区别与联系?
2. 随着刺激强度的增加,神经干动作电位的幅度有何变化? 为什么?
3. 滴加了普鲁卡因后,动作电位有何变化? 为什么?
4. 两个记录电极之间的神经损伤后,动作电位有何变化? 为什么?
5. 哪些因素会影响神经的兴奋性?

【目的】 掌握动作电位的产生机制及传导特点。学习制备蛙坐骨神经干标本。采用细胞外记录法记录蛙坐骨神经干动作电位,观察神经干复合性动作电位的特点,并测量动作电位的传导速度及不应期。

【原理】 神经组织是可兴奋组织,接受一个有效刺激便可产生兴奋,即动作电位(action potential,AP)。采用细胞内微电极可以记录到单根神经纤维的静息电位和动作电位,神经干由数根神经纤维组成,无法采用细胞内电极记录,但动作电位可沿神经纤维传导,如将两个引导电极分别置于正常完整的神经干表面,即细胞外记录,神经干一端兴奋时,兴奋向另一端传播并依次通过两个记录电极,可记录到两个方向相反的电位偏转波形,称为双相动作电位。由于每根神经纤维兴奋性有所不同,所以这种由许多神经纤维动作电位综合而成的复合性电位,其电位幅度在一定范围内可随刺激强度的变化而变化,这一特点是和单根神经纤维的动作电位不同的。

测定神经冲动在神经干上传导的距离(d)与通过这些距离所需的时间(t),即可根据 $v=d/t$ 求出神经冲动的传导速度。

神经干在接受一次有效刺激兴奋后,其兴奋性会发生规律性的时相变化,依次经过绝对不应期、相对不应期、超常期和低常期,然后再恢复到正常的兴奋性水平。利用双刺激观察神经对第 2 个刺激的反应,从而判定神经组织兴奋性的变化。

【材料】 蛙 1 只。粗剪刀 1 把,组织剪 1 把,镊子 1 把,金属探针 1 支,玻璃分针 2 支,蛙钉 4 个,蛙板 1 个,玻璃培养皿 1 个,标本屏蔽盒 1 个,任氏液,BL-420N 生物信号采集与处理系统。

【方法】

1. 制备蛙坐骨神经干标本

(1)破坏脑和脊髓:左手握蛙身,用食指压其头部前端使其尽量前俯。右手持探针在头后缘枕骨大孔处垂直刺入椎管，再将探针折向前方刺入颅腔，插入颅腔后探针向左右搅动破坏脑组织。然后将探针退出至枕骨大孔处，再将探针折向脊柱，逐渐捻动插入椎管破坏脊髓。此时蛙下颌呼吸运动消失，四肢松软，无自发运动，表示脑和脊髓已被破坏完全。否则，须按上法再行捣毁。

（2）剪除躯干上部及内脏：左手抓住蛙脊柱，右手持粗剪刀，双上肢水平沿线处（即骶髂关节上方 1cm 处）剪断脊柱。提起蛙腿，再沿脊柱两侧剪开腹壁，让躯干上部和内脏全部下垂，在耻骨联合前方剪除躯干上部和内脏。于腹侧脊柱两旁可见白色的坐骨神经。

（3）剥皮：左手用大镊子捏住脊柱断端（避开神经），右手捏住脊柱断端皮肤边缘，逐步向下牵拉剥离皮肤，拉至大腿时，如阻力太大，可先剥离一侧后肢皮肤，再剥另一侧后肢皮肤，全部皮肤剥除后，将标本置于盛有任氏液的培养皿中。手及用过的器械用自来水冲洗干净。

（4）分离两腿：用粗剪刀剪去尾骨，然后沿脊柱中线及耻骨联合将标本剪成左右两半（为保证两侧坐骨神经完整，应避免剪时偏向一侧）。将已分离的两腿浸入盛有任氏液的培养皿中。

（5）游离坐骨神经：取蛙腿一条，用蛙钉将蛙腿背面朝上固定于蛙板上，用玻璃分针沿股二头肌和半膜肌之间的坐骨神经沟，纵向分离坐骨神经，向上分离至脊柱，向下分离至腘窝处，之后继续分离腓总神经与胫神经止于踝关节附近。在靠近脊柱端备线结扎，在线的上方剪断与脊柱相连的神经干。拎线将坐骨神经轻轻提起，自上而下剪断坐骨神经分支，游离出整个坐骨神经及相连的腓总神经和腓神经，至踝关节附近剪断。神经干应尽可能分离得长一些，至少 5cm 以上。

2. 连接实验装置 刺激电极一端连接刺激输出，另一端连接 S1 和 S2。两根记录电极，地线均与"接地"相连，电极 1 的一端连接到 CH1，另一端连接 C1 和 C2；电极 2 的一端连接到 CH2，另一端连接 C3 和 C4。须避免连接错误或接触不良，注意地线的连接（图 2-1）。

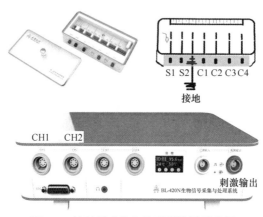

图 2-1 神经干动作电位引导装置示意图

3. 仪器调试　打开 BL-420N 生物信号采集与处理系统，进入实验模块，行生理实验，选择神经干 AP 的引导。用鼠标点击"刺激"，同时触发采样即可引导出神经干动作电位。

【结果】

1. 观察神经干双相动作电位的波形　选择实验模块神经干 AP 的引导，开启刺激，根据波形大小重新调整参数。刺激强度一般从 0 开始逐渐增大，根据动作电位刚刚产生时的刺激强度为阈强度，刺激增大到动作电位幅度不再增加时的刺激强度为最大刺激强度。实验过程中可观察到动作电位幅度在一定范围内随刺激强度变化而变化的现象。

2. 测量传导速度　选择实验模块神经干 AP 传导速度的测定，输入两对记录电极 C1 和 C3 之间的距离（屏蔽盒内自带标尺可测量），点击"开始"，此时屏幕上出现两个通道同时记录的双相动作电位。系统已自动计算传导速度，显示于曲线上方。

3. 测定不应期　选择神经干 AP 不应期测定的模块，点击"开始"后，出现双刺激并调节双刺激间隔，设置为逐渐递减，即时间间隔逐渐缩小，当第二个动作电位幅度开始减小时，记录此时的时间间隔 t_1；当第二个动作电位消失时，记录此时的时间间隔 t_2。根据兴奋性不应期的特点可知，t_1 即相当于第一个动作电位的不应期，包括相对不应期和绝对不应期，t_2 相当于第一个动作电位的绝对不应期。

4. 观察单相动作电位　用镊子将两个记录电极之间的神经夹伤或滴加普鲁卡因观察动作电位波形有何改变。

【注意事项】

1. 神经干分离过程中避免过度牵拉，避免用金属器械夹伤神经，切勿损伤神经组织，以免影响实验效果。

2. 实验过程中注意及时滴加任氏液，保持标本活性。

（谭如彬）

实验二　骨骼肌的单收缩和复合收缩

问题·思考

1. 刺激强度、刺激频率和肌肉收缩张力之间的关系如何？
2. 本实验所用标本的阈刺激强度和最大刺激强度分别代表什么强度？
3. 连续刺激神经干时间过长，是神经干疲劳还是肌肉疲劳，为什么？
4. 正常人体骨骼肌主要的收缩形式是什么？为什么？

【目的】 掌握肌肉的收缩形式。学习制备蛙坐骨神经腓肠肌标本。刺激坐骨神经，通过改变刺激强度和刺激频率观察骨骼肌单收缩与复合收缩的特点，理解骨骼肌收缩的形成过程及收缩总和的特性。

【原理】 脊髓运动神经元发出的运动神经纤维通过终板支配骨骼肌的运动。一个运动神经元和它所支配的全部骨骼肌纤维所组成的结构与机能单位称为一个运动单位。运动单位的生理特点是作为一个整体进行活动。当运动神经受到一次有效刺激时会引起所支配的骨骼肌产生一次收缩，称为单收缩。其全过程可分为 3 个时期：①潜伏期，指从刺激开始到肌肉开始收缩的一段时间；②收缩期，指从肌肉开始收缩到肌肉收缩至顶峰（长度最短或张力最大）的一段时间；③舒张期，指从收缩顶峰开始到恢复原状的一段时间。以蛙腓肠肌为例，一个单收缩的持续时间约为 0.11s，其中潜伏期约为 0.01s，舒张期比收缩期的时间长。

如果用连续的脉冲刺激运动神经，当后一个刺激落在前一个刺激引起收缩的舒张期之后，则肌肉出现连续的单收缩；当后一刺激落在前一个刺激引起收缩的舒张期内，则出现不完全强直收缩。②当后一刺激落在前一刺激所引起收缩的收缩期内，则出现完全强直收缩。

【材料】 蛙 1 只。粗剪刀 1 把，组织剪 1 把，镊子 1 把，金属探针 1 支，玻璃分针 2 支，蛙板 1 个，玻璃培养皿 1 个，锌铜弓 1 个，张力换能器 1 个，肌动器 1 个，铁支架 1 台，双凹夹 1 个，任氏液，BL-420N 生物信号采集与处理系统。

【方法】

1. 制备坐骨神经腓肠肌标本

（1）破坏脑和脊髓：左手握蛙身，右手持探针从枕骨大孔处垂直刺入椎管，向前方刺入颅腔破坏脑组织，然后再将探针插入椎管破坏脊髓，当蛙四肢松软，无自发运动时，表示脑和脊髓已破坏完全。

（2）剪除躯干上部及内脏，剥去皮肤，分离两腿：蛙俯卧，在骶髂关节上方 1cm 处剪断脊柱，再沿脊柱两侧剪开腹壁，提起蛙腿，在耻骨联合前方剪除躯干上部和内脏。用镊子捏住脊柱断端，剥离皮肤，之后将标本置于盛有任氏液的培养皿中。手及用过的器械用自来水冲洗。将已分离的两腿浸入盛有任氏液的培养皿中。

（3）游离坐骨神经：将蛙腿背面向上（腓肠肌朝上）固定于蛙板上，用玻璃分针循股二头肌和半膜肌之间的坐骨神经沟，纵向分离坐骨神经的大腿部分，直至腘窝胫腓神经分叉处。用玻璃分针划开腓肠肌附近的结缔组织。将脊柱多余部分剪去，保留小块与坐骨神经相连的脊柱。用镊子夹住这小块脊柱，将坐骨神经轻轻提起，自上而下剪断坐骨神经分支，游离出坐骨神经。

（4）分离腓肠肌：在膝关节周围剪断股二头肌肌腱、半膜肌肌腱、股四头肌肌腱等大腿肌肉的肌腱，以去掉大腿全部肌肉，并用粗剪刀将股骨刮干净，在股骨的中段剪断，留下 1～2cm 的股骨。再在腓肠肌的跟腱处穿线结扎，在结扎处远端剪断腓肠肌肌腱，游离腓肠肌至膝关节处，轻提结扎线，将腓肠肌提起，然后在膝关节下方将小腿其余部分全部剪除。

（5）检测标本活性：用浸有任氏液的锌铜弓触及坐骨神经，如腓肠肌收缩，则表明标本的机能良好。将标本放入任氏液中，待其兴奋性稳定后再进行实验。

2. 实验装置的连接与使用

（1）将张力换能器和肌动器用双凹夹固定在铁支架上，张力换能器在上，肌动器在下。将坐骨神经腓肠肌标本固定在肌动器内。标本中的股骨置于肌动器的固定孔内，坐骨神经置于肌动器的刺激电极上，腓肠肌跟腱的结扎线固定在张力换能器的弹簧片上，此连线不宜太紧或太松，使腓肠肌处于自然竖直的状态，并与桌面垂直（图2-2）。

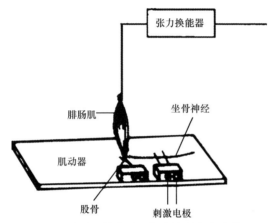

图2-2 骨骼肌单收缩和复合收缩的实验装置

（2）张力换能器的输出端连接 BL-420N 生物信号采集与处理系统的 CH1，系统的刺激输出与肌动器的刺激电极相连，选择"肌肉神经实验"。

【结果】

1. 找出阈刺激强度和最大刺激强度 选择实验模块"肌肉收缩与刺激强度的关系"，点击"开始实验"。刺激强度从"0"开始逐渐增加，直到刚能描记出收缩曲线时，此时的强度为阈强度。低于阈强度的刺激为阈下刺激。继续增加刺激强度，肌肉收缩曲线的幅度也逐渐增大，但当达到一定的刺激强度时，肌肉收缩曲线的幅度便不再随着刺激强度的增大而增高。刚能引起最大收缩反应的刺激强度为最大刺激强度。

2. 单收缩 选择实验模块"肌肉收缩与刺激强度的关系"，点击"开始实验"。选用最大刺激强度，将刺激频率放在单刺激或低频刺激上，描记单收缩曲线（图2-3）。

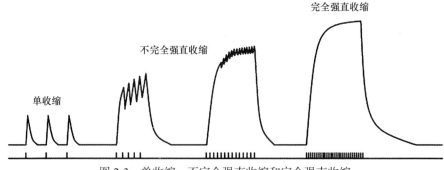

图 2-3 单收缩、不完全强直收缩和完全强直收缩

3. 不完全强直收缩 增加刺激频率，可描记出呈锯齿状的不完全强直收缩曲线（图 2-5）。

4. 完全强直收缩 继续增加刺激频率，则可描记出平滑的完全强直收缩曲线（图 2-5）。

【注意事项】

1. 用玻璃分针去除神经周围的结缔组织，避免用力牵拉神经或用金属器械夹捏神经，以防神经损伤。

2. 每次连续刺激一般不要超过 3～4s，每次刺激以后必须让肌肉有一定的休息时间（0.5～1min），以防标本疲劳。

3. 标本制成后须放在任氏液中浸泡数分钟，使标本兴奋性稳定。在实验过程中也需经常用任氏液湿润标本，以免影响标本的机能。

（谭如彬）

实验三　ABO 血型的鉴定

问题·思考

　　1. 在无标准血清的情况下，已如某人为 B 型血，能否用其血去检测未知血型？如果可以，如何操作？

　　2. 血液凝固、红细胞凝集、聚集三者有何不同？

【目的】 掌握 ABO 血型鉴定的原理，学习血型鉴定的方法。

【原理】 血型是指红细胞膜上存在的特异性抗原的类型。在 ABO 血型系统中，根据红细胞膜上是否存在 A 抗原和 B 抗原可将血液分为 A 型、B 型、AB 型、O 型四种血型（表 2-1），而在血清中含有抗 A 和抗 B 两种类型的抗体。A 抗原与抗 A 抗体相遇或 B 抗原与抗 B 抗体相遇，则产生凝集现象。在 ABO 血型系统中，血型鉴定是在受试者的红细胞中分别加入抗 A 标准血清（含有抗 A 抗体）与抗 B 标准血清（含有抗 B 抗体），观察有无凝集现象，从而判断受试者红细胞膜上有无 A 抗原和 B 抗原，由此确定待检血液的血型。

表 2-1　ABO 血型中的抗原和抗体

血型	红细胞膜上所含的抗原	血清中所含的抗体
O 型	无 A、无 B	抗 A 和抗 B
A 型	A	抗 B
B 型	B	抗 A
AB 型	A 和 B	无抗 A、无抗 B

【材料】　人的血液。抗 A 标准血清 1 支，抗 B 标准血清 1 支，无菌采血针 1 支，双凹载玻片 1 片，牙签 2 根，小试管 1 支，试管架 1 个，记号笔 1 支，蜡笔 1 支，显微镜 1 台，生理盐水，碘酊，75%乙醇，消毒棉签，棉球。

【方法】

1. 玻片法

（1）取一双凹载玻片，用干净纸巾轻拭使之洁净，在载玻片的左上角标注 A，右上角标注 B，在两凹槽之间用蜡笔划一道竖线（防止两凹槽液体相接触）。

（2）红细胞悬液制备：用碘酊或 75%乙醇消毒左手环指指尖或耳垂，用无菌的采血针刺破皮肤，取血 1~2 滴，加入含 0.5ml（10 滴）生理盐水的小试管内，混匀。

（3）将红细胞悬液分别滴于载玻片两端的凹槽内，将一滴抗 A 标准血清滴在标"A"的左侧凹槽内，一滴抗 B 标准血清滴在标"B"的右侧凹槽内，用两根牙签分别混合，搅匀。

（4）10min 后观察结果：如有凝集反应可见到呈红色点状或小片状凝集块浮起。先用肉眼看有无凝集现象，肉眼不易分辨时，可在低倍显微镜下观察，如有凝集反应，可见红细胞聚集成团。

（5）判断血型：根据受试者红细胞是否被抗 A 和抗 B 标准血清所凝集，判断其血型（图 2-4）。

2. 试管法

（1）用与玻片法相同的方法采血，滴 1~2 滴血到盛有 1ml 生理盐水的小试管中混匀，制成红细胞悬液。

（2）取小试管 2 支，用记号笔分别标上 A、B 字样，各加入标准血清与受试者

抗A标准血清　　抗B标准血清

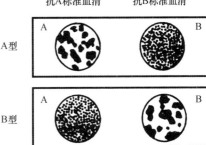
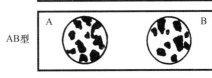
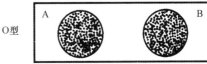

图 2-4　血型鉴定示意图

的红细胞悬液 1～2 滴，混匀后离心 1min（1000r/min）。

（3）取出试管后轻弹管底，使沉淀物被弹起，在良好的光线下观察结果，轻弹管底时，若沉淀物成团漂起，表示发生凝集现象；若沉淀物的边缘呈烟雾状逐渐上升，最后试管内液体恢复红细胞悬液状态，则表示无凝集现象。

【注意事项】

1. 所用双凹载玻片和小试管实验前必须清洗干净，以免出现假凝集现象。

2. 牙签一端混匀一侧后就不能去接触另一侧。

3. 红细胞悬液不能太浓或太淡，否则可能出现假阴性反应。

4. 如结果判断有困难时，可借助显微镜观察是否出现凝集现象。

5. 采血必须严格按临床检验要求进行操作。

（李 翠）

实验四 影响血液凝固的因素

> **问题·思考**
>
> 1. 试述内源性凝血途径和外源性凝血途径的不同。
>
> 2. 哪些因素影响血液凝固？

【目的】 掌握血液凝固的原理，了解影响血液凝固的因素。

【原理】 血液凝固是一种发生在血浆中有许多因子参与的复杂的生物化学连锁反应过程，除凝血因子可直接参与凝血过程外，还受温度、接触面光滑度等的影响。其最终结果是血浆中的纤维蛋白原变成纤维蛋白，使血浆由流体状态变成胶冻状态。根据激发凝血反应的原因和凝血酶原复合物形成途径的不同，可将血液凝固分为内源性凝血途径和外源性凝血途径。内源性凝血途径是指参与凝血过程的全部因子存在于血浆中，而外源性凝血途径指在组织因子参与下的凝血过程，凝血时间较前者短。从家兔颈总动脉放血取血，取出的血液几乎未与任何组织因子接触，因此其发生的凝血过程基本上可以看作是血浆中凝血因子启动的内源性凝血。肺组织浸液中则含有丰富的组织因子，若在血液中加入肺组织浸液，可以观察外源性凝血途径的作用。

【材料】 家兔 1 只，兔手术台 1 架，哺乳动物手术器械 1 套，动脉夹 1 个，秒表 1 个，动脉插管 1 个，20ml 注射器 1 支，10ml 试管 8 支，50ml 小烧杯 2 个，滴管 2 个，竹签（或小试管刷）1 支，冰块，棉花，液状石蜡，肝素溶液，草酸钾溶液，生理盐水，0.025mol/L $CaCl_2$ 溶液，20%氨基甲酸乙酯（乌拉坦）溶液。

【方法】

1. 麻醉和固定 按 5ml/kg 剂量将 20%氨基甲酸乙酯溶液注入家兔耳缘静脉，待家兔麻醉后，仰卧位将其固定在兔手术台上。

2. 手术 用剪毛剪剪去家兔颈前部被毛，于颈部正中做切口，暴露气管并分离一侧颈总动脉，用丝线将颈总动脉头端结扎以阻断血流，动脉夹夹闭颈总动脉近心端并穿线备用，在结扎线和动脉夹之间剪一斜行切口，将动脉插管向心脏方向插入，用备用的丝线结扎固定，备取血之用。

3. 肺组织浸液制备（提前准备） 取部分新鲜家兔肺组织，剪成小块，生理盐水洗净血液后磨成糊状。加入 3～4 倍量的生理盐水，摇匀。放入 4℃冰箱中过夜，过滤后即可得肺组织浸液。保存于冰箱中备用。

4. 观察纤维蛋白在凝血过程中的作用 取家兔动脉血 10ml 分别注入两小烧杯内，一杯静置作对照，另一杯用竹签或小试管刷不断搅拌，2～3min 后，洗净竹签或小试管刷上的血，观察经过这样处理的烧杯中的血液有无纤维蛋白产生及是否会发生凝固。

5. 将 8 支 10ml 试管按如下要求准备好。

试管 1 不做任何处理（对照管）

试管 2 液状石蜡润滑内表面

试管 3 内放棉花少许

试管 4 置于 37℃水浴槽中

试管 5 置于盛有碎冰块的烧杯中

试管 6 加肝素溶液 8U

试管 7 加 1%草酸钾溶液 2ml

试管 8 加肺组织浸液 1ml

试管 9 加 0.025mol/L CaCl$_2$ 溶液 0.2ml

记录凝血时间：每管加入血液 2ml，即刻开始计时。每隔 15s，将试管倾斜 45°一次，观察血液是否凝固。

【结果】 以表 2-2 形式记录各影响因素对应的凝血时间。

表 2-2 内源性凝血与外源性凝血观察及理化因素对凝血的影响

试管编号	实验条件	凝血时间（min）
1	对照管	
2	液状石蜡润滑内表面	
3	内放棉花少许	
4	置于 37℃水浴槽中	
5	置于盛有碎冰块的烧杯中	
6	加肝素溶液 8U（加血后摇匀）	
7	加 1%草酸钾溶液 2ml（加血后摇匀）	
8	加肺组织浸液 1ml（加血后摇匀）	
9	加 0.025mol/L CaCl$_2$ 溶液 0.2ml	

比较 2 管和 3 管，4 管和 5 管，7 管和 9 管，1 管和 8 管的凝血时间，分析其产生差别的原因。

【注意事项】

1. 记录凝血时间应力求准确。

2. 判断凝血的标准要力求一致。一般以倾斜试管达 45°时，试管内血液不见流动为准。

3. 合理分工，采血后立即进行实验。

4. 每支试管口径大小相对一致。

（崔　洁）

实验五　人体心音听诊

问题·思考

1. 正常心音是怎样产生的？

2. 第一心音和第二心音的特点是什么？

【目的】　了解正常心音的产生原理及其特点，学习心音听诊方法。

【原理】　心肌收缩、心脏瓣膜关闭和血液撞击心室壁、大动脉壁等引起的振动产生声音，可在胸壁一定部位用听诊器听取，称为心音。心音可分为第一心音（S_1）、第二心音（S_2）、第三心音（S_3）和第四心音（S_4）。S_1 和 S_2 在正常情况下均可听到，S_3 通常仅在儿童及青少年中可听到，S_4 在正常情况下很少听到。

第一心音发生在心室收缩期，标志着心室收缩期的开始，于心尖冲动处听得最清楚，音调较低，持续时间较长、较响。它是由心室收缩时房室瓣关闭，瓣膜叶片与腱索紧张等引起的振动及血流急速冲击房室瓣而折返所引起的心室壁振动引起的。心室收缩力越强，第一心音越响。

第二心音发生在心室舒张期，标志着心室舒张期的开始，分别在主动脉和肺动脉听诊区（胸骨右、左缘第 2 肋间隙）听得最清楚，音调较高，持续时间较短，响度较弱。它是由主动脉瓣和肺动脉瓣迅速关闭，血流冲击，使主动脉和肺动脉壁根部及心室内壁振动而产生的。动脉压升高时，第二心音亢进。

【材料】　听诊器。

【方法】

1. 确定听诊部位

（1）受试者解开上衣，面向亮处坐好，检查者坐在其对面。

（2）认清心音听诊的各个部位。

二尖瓣听诊区：左侧第 5 肋间锁骨中线稍内侧。

三尖瓣听诊区：胸骨右缘第 4 肋间或胸骨剑突下。

主动脉瓣听诊区：胸骨右缘第 2 肋间。

肺动脉瓣听诊区：胸骨左缘第 2 肋间。

注意：各瓣膜听诊部位与其解剖投影部位不尽相同，这是声音传导造成的变化。

2. 听心音　检查者戴好听诊器，听诊器的耳端应与外耳道开口方向一致（斜向前方）。以右手的示指、拇指和中指轻持听诊器胸件紧贴于受试者胸部皮肤上，依次（二尖瓣听诊区→主动脉瓣听诊区→肺动脉瓣听诊区→三尖瓣听诊区）仔细听诊心音。

【结果】

1. 心音听诊内容

（1）心律：正常成人心脏节律整齐。

（2）心音：可听到第一心音与第二心音。根据两个心音在音调、响度、持续时间和时间间隔方面的差别，注意区分两心音。

2. 如难以区分两心音，可同时用手指触诊心尖冲动或颈动脉脉搏，与此同时出现的心音即为第一心音。根据音调高低、历时长短来鉴别两心音，直至准确识别为止。

【注意事项】

1. 实验室内必须保持安静，以利听诊。

2. 听诊器耳端应与外耳道方向一致，橡皮管不得交叉、扭结。橡皮管切勿与它物摩擦，以免发生摩擦音，影响听诊。

3. 如呼吸音影响听诊时，可嘱被检者屏气，以便听清心音。

（高利平）

实验六　人体心电图的描记

问题·思考

1. 心电图 P 波、QRS 波群和 T 波各有什么生理意义？

2. 心电图与心室肌细胞动作电位有何联系和区别？

【目的】　了解人体心电图产生原理及描记方法，辨认正常心电图波形，学习心电图波形的测量方法。

【原理】　心脏的电变化通过心脏周围的组织和体液传导到体表，在体表一定部位按照规定的方法安放引导电极，把这些电变化记录下来，得到的图形称为心电图。心电图反映心脏兴奋的产生、传播及兴奋后恢复过程的电位变化。由于引导方法不同，不同导联引导出的心电图波形不完全一致，但基本波形都是由 P 波、QRS 波群和 T 波组成。

静息状态下，由于心脏各部位心肌细胞都处于极化状态，没有电位差，描记的电位曲线平直，即为体表心电图的等电位线。心肌细胞在受到一定强度的刺激时，膜内电位由负变正，这个过程称为除极，即体表心电图上心房的 P 波和心室的 QRS 波。除极完成后，膜内电位由正变负，恢复到原来的极化状态，称为复极。由于复极过程相对缓慢，复极波较除极波低。心房的复极波低且埋于心室的除极波中，体表心电图不易辨认。心室的复极波在体表心电图上表现为 T 波。整个心脏全部复极后，各部位心肌细胞间没有电位差，体表心电图记录到等电位线。

心脏是一个立体的结构，为了反映心脏不同面的电活动，在人体不同部位放置电极，以记录和反映心脏的电活动。在行常规心电图检查时，通常安放 4 个肢体导联电极记录Ⅰ、Ⅱ、Ⅲ、aVR、aVL 和 aVF，安放 6 个胸导联电极记录 $V_1 \sim V_6$。因此，常规心电图检查记录常规 12 导联心电图。

【材料】 心电图机 1 台、75%乙醇棉球、生理盐水棉球、镊子 1 把。

【方法】

1. 接好心电图机的电源线、导联线和地线。接通电源，预热 3～5min。

2. 受试者静卧于检查床上，拿掉身上的钥匙、手机等金属物品，并全身放松。为了保证导电良好，可用 75%乙醇棉球和生理盐水棉球先后擦拭放置电极的部位。

在手腕和足踝安放肢体导联电极，连接方法是红色—右手，黄色—左手，绿色—左足，黑色—右足（接地）。

在胸前安放好胸导联电极，连接方法是 V_1 导联在胸骨右缘第 4 肋间隙；V_2 导联在胸骨左缘第 4 肋间隙；V_3 导联在胸骨左缘第 4 肋间与左锁骨中线第 5 肋间连线的中点，也就是 V_2 导联和 V_4 导联之间；V_4 导联在第 5 肋间隙左锁骨中线上；V_5 导联在左腋前线第 5 肋间隙，V_6 导联在左腋中线第 5 肋间隙。

3. 调整心电图机放大倍数，使 1mV 标准电压推动描笔向上移动 10mm。然后依次记录Ⅰ、Ⅱ、Ⅲ、aVR、aVL、aVF、V_1、V_2、V_3、V_4、V_5、V_6 导联的心电图波形。

【结果】

1. 测量波幅 当 1mV 的标准电压使基线上移 10mm 时，纵坐标每一小格（1mm）代表 0.1mV。测量波幅时，凡向上的波形，其波幅自基线的上缘测量至波峰的顶点；凡向下的波形，其波幅应从基线的下缘测量至波峰的底点。

2. 测量时间 心电图纸的走速由心电图机固定转速的马达所控制，一般分为 25mm/s 和 50mm/s 两挡，常用的是 25mm/s。这时心电图纸上横坐标的每小格（1mm）代表 0.04s。

3. 测定心率 首先测量相邻两个 P 波（或相邻两个 R 波）的间隔时间 T。T 代表心动周期的长短，可取 5 个心动周期的平均值来计算心率。

$$心率 = 60/T（次/分）$$

4. 辨认和分析波形 在心电图记录纸上辨认出各导联的 P 波、QRS 波群和 T 波，并根据各波的起点确定 PR 间期和 QT 间期。

5. 分析测量心电图各波段 选择一段 I 导联基线平稳的心电图，测量 P 波、QRS 波群和 T 波的时程、电压，以及 PR 间期和 QT 间期的时程（图 2-5）。

【注意事项】 记录时如出现干扰，应检查地线是否接好，导联电极是否松动，以及受试者肌肉是否放松。

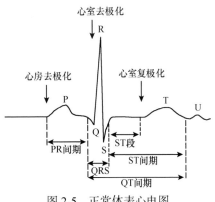

图 2-5　正常体表心电图

（高利平）

实验七　人体动脉血压的测量

问题·思考

1. 动脉血压是怎样形成的？
2. 正常血压的范围是多少？如何判断高血压？
3. 怎样减少测量人体动脉血压的误差？

【目的】 了解袖带法测定动脉血压的原理，掌握测定人体肱动脉血压的方法。

【原理】 人体动脉血压测定的常用方法为袖带法，测量部位通常为肱动脉。血液在血管内顺畅流动时通常是没有声音的，如果血流经过狭窄处形成涡流，则可发出声音。当缠缚于上臂的袖带内压力超过收缩压时，肱动脉内的血流完全被阻断，从置于肱动脉远端的听诊器中听不到任何声音。如缓慢降低袖带内压，当其压力低于肱动脉的收缩压而高于舒张压时，血液将间断地流过受压迫的血管，形成涡流而发出声音，此时即可在肱动脉远端听到声音。如果继续降低袖带内压，使其等于舒张压时，则血管内血流由断续变为连续，声音突然由强变弱或消失。因此，刚能听到声音时的袖带内压相当于收缩压；而声音突变或消失时的袖带内压则相当于舒张压。

【材料】 血压计、听诊器、布枕。

【方法】

1. 熟悉血压计结构 血压计由检压计、袖带和橡皮球三部分组成。检压计是一个标有 mmHg（或 kPa）刻度的玻璃管，上端通大气，下端和水银储槽相通。袖带是一个外包布套的长方形橡皮囊，借橡皮管分别和检压计的水银储槽及橡皮球相通。橡皮球是一个带有螺丝帽的球状橡皮囊，供充气或放气之用。

2. 测量动脉血压（图 2-6）

（1）让受试者脱去一臂衣袖，静坐桌旁 5min 以上。

（2）旋松血压计上橡皮球的螺丝帽，驱出袖带内的残余气体，然后将螺丝帽旋紧。

（3）让受试者前臂平放于布枕上，手掌向上，使上臂与心脏位置等高，将袖带缠在该上臂，袖带下缘至少位于肘关节上 2cm，松紧须适宜。

（4）将听诊器两耳器塞入耳道，务必使耳器的弯曲方向与外耳道一致。

（5）在肘窝内侧先用手指触及肱动脉脉搏所在，将听诊器探头置于其上。

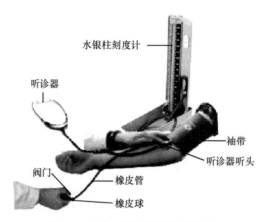

水银柱刻度计

听诊器

袖带

听诊器听头

阀门

橡皮管

橡皮球

图 2-6　人体动脉血压测量示意图

【结果】

1. 测量收缩压　用橡皮球将空气打入袖带内，使血压计上水银柱逐渐升到触不到桡动脉搏动为止，继续打气使水银柱再上升 2.67kPa（20mmHg），随即松开橡皮球螺帽，徐徐放气，以降低袖带内压。在水银柱缓慢下降的同时仔细听诊，当突然出现"嘣嘣"样的第一声动脉音时，血压表上所示水银柱刻度即代表收缩压。

2. 测量舒张压　使袖带继续缓慢放气，这时声音有一系列的变化，先由低而高，而后由高突然变低，最后则完全消失。在声音由强突然变弱这一瞬间，血压表上所示水银柱刻度即代表舒张压。血压记录常以收缩压/舒张压 kPa（mmHg）表示之。例如，收缩压为 16kPa（120mmHg），舒张压为 10.1kPa（76mmHg）时，记为 1/10.1kPa（120/76mmHg）。

【注意事项】

1. 室内保持安静，以利听诊。

2. 受试者必须静坐，上臂须与心脏处于同一水平。

3. 袖带应平整地缠绕于上臂中部，松紧合适。

4. 听诊器探头放在肱动脉搏动处，不可用力压迫动脉。不可将探头塞入袖带内。

5. 每次测量应在半分钟内完成，否则将影响实验结果且受试者将有手臂麻木感。重复测定时压力必须降到零后休息片刻再打气。发现血压超出正常范围时，应让受试者休息 10min 后复测。

（高利平）

实验八　期前收缩和代偿间歇

> **问题·思考**
> 1. 在心脏的收缩期和舒张早期分别给予心室一中等强度的阈上刺激，能否引起期前收缩？原因是什么？
> 2. 若用同等强度的刺激在心室的舒张早期之后刺激心室，结果如何？
> 3. 在期前收缩之后，是否一定会出现代偿间歇？

【目的】　掌握期前收缩和代偿间歇的产生原理。学习蛙的在体心脏活动记录方法。通过在心脏活动的不同时期给予刺激，观察心肌兴奋性的周期性变化的特征。

【原理】　心肌的兴奋和收缩是依靠窦房结的节律进行的。心肌每兴奋一次，其兴奋性就发生一次周期性的变化。心肌兴奋性的特点是其有效不应期特别长，约相当于整个收缩期和舒张早期。因此，在心脏的收缩期和舒张早期内，任何刺激均不能引起心肌兴奋而收缩。如果在心室的有效不应期之后（也就是在舒张早期之后）、下一次窦房结兴奋到达前，心室受到一次外来刺激，则心室可以产生一次提前的兴奋和收缩，分别称为期前兴奋和期前收缩。期前兴奋也有有效不应期，紧接着期前兴奋之后的一次窦房结产生的兴奋传到心室时，恰好落在期前兴奋的有效不应期内，则不能引起心室的兴奋和收缩，即形成一次兴奋和收缩的"脱失"，必须等到下一次窦房结的兴奋传到心室时才能引起兴奋和收缩。因此，在期前收缩之后往往会出现一段较长的心室舒张期，称为代偿间歇。

【材料】　蛙 1 只。粗剪刀 1 把，组织剪 1 把，镊子 1 把，金属探针 1 支，玻璃分针 1 支，蛙板 1 个，玻璃培养皿 1 个，蛙心夹 1 个，张力换能器 1 个，刺激电极 1 支，铁支架 1 台，双凹夹 1 个。任氏液。BL-420N 生物信号采集与处理系统。

【方法】

1. 取蛙 1 只，用金属探针破坏脑和脊髓。之后将其仰卧固定于蛙板上，从剑突下将皮肤剪一切口，由两侧向肩部方向剪开（或剪掉）胸部皮肤，然后剪掉胸骨，小心打开心包，暴露心脏。辨认蛙心腹侧和背侧结构，心脏由左右心房和一个心室构成，正常起搏点是静脉窦。

2. 将与张力换能器相连的蛙心夹下降，使连接线放松，在心室舒张期夹住心尖，要尽量少地夹住心尖部。将刺激电极固定，电极的两根导丝从侧面与心室相接触，以不影响心室正常收缩和舒张为宜。

3. 打开计算机，接通 BL-420N 生物信号采集与处理系统，进入期前收缩记录界面。调整好走纸速度，进行观察记录。

【结果】

1. 描记正常的蛙心搏动曲线，曲线上升支为心室收缩，下降支为心室舒张。

2. 用中等强度的单个阈上刺激分别在心室收缩期和舒张早期刺激心室，观察能否引起期前收缩。

3. 用同等强度的刺激在心室舒张早期之后刺激心室，观察有无期前收缩出现。刺激如能引起期前收缩，观察其后是否出现代偿间歇（图 2-7）。

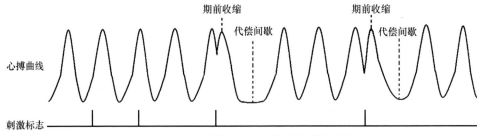

图 2-7　蛙心自律收缩及其对外来刺激的反应

【注意事项】

1. 破坏蛙的脑和脊髓要完全。

2. 蛙心夹与张力换能器间的连线应有一定的张力。

3. 注意滴加任氏液，以保持蛙心湿润。

（乔伟丽）

实验九　家兔动脉血压的调节

问题·思考

　　1. 动脉血压的影响因素有哪些？

　　2. 乙酰胆碱调节动脉血压的机制是什么？

　　3. 去甲肾上腺素和肾上腺素调节动脉血压的机制有何不同？

　　4. 迷走神经和交感神经如何影响动脉血压？

　　5. 生活中有哪些食物或药物会影响动脉血压？

【目的】　掌握动脉血压的影响因素。学习家兔动脉血压的直接测定方法，观察神经和体液因素对动脉血压的影响。

【原理】 血压是指血管内的血液对于单位面积血管壁的侧压力。动脉血压通常是指主动脉血压。在正常生理情况下，人和哺乳动物的动脉血压是相对稳定的，这种相对稳定主要是依靠神经和体液调节实现的。

根据血压形成的原理，心血管内血液充盈是血压形成的前提，心脏的射血和外周阻力的存在是形成血压的基本条件。因此，凡能影响血量、心脏射血和外周阻力的因素都能影响动脉血压。心肌和血管平滑肌接受自主神经支配。心脏接受心交感神经和心迷走神经双重支配。心交感神经节后纤维末梢释放的去甲肾上腺素（NE）与心肌细胞膜上 β 肾上腺素（βAR，主要是 $β_1AR$）受体结合，可导致心率加快、房室交界传导加快、心房肌和心室肌收缩能力增强。这些效应分别称为正性变时作用、正性变传导作用和正性变力作用。心迷走神经节后纤维末梢释放的乙酰胆碱与心肌细胞膜上 M 受体结合，引起心脏活动的抑制，呈现心率减慢、心房肌收缩力减弱、房室传导速度减慢甚至出现房室传导阻滞。这些作用分别称为负性变时作用、负性变力作用和负性变传导作用。交感缩血管神经纤维其末梢释放的是 NE，与血管平滑肌细胞 αAR 结合，可引起血管收缩；而与 βAR 结合，则使血管舒张。NE 和 αAR 结合的能力较与 βAR 结合能力强，故缩血管纤维兴奋时引起缩血管效应为主。

心血管活动神经调节的最基本方式是心血管反射。颈动脉窦和主动脉弓压力感受性反射是最主要的调节动脉血压的反射。当动脉血压升高时，可引起压力感受性反射，使心率减慢，外周阻力降低，血压下降，故这一反射也称为减压反射。当动脉血压降低时，亦可通过此反射使血压回升。压力感受性反射具有双向效应，在维持动脉血压相对稳定方面有重要作用，因此压力感受性反射又称为稳压反射。

除神经调节外，许多体液因素对心血管活动也起着重要的调节作用。肾上腺素和去甲肾上腺素对心血管的影响是通过与受体结合而实现的。在心肌细胞膜上主要存在 $β_1AR$；在皮肤、肾、胃肠等器官的血管平滑肌中，以 αAR 为主；在骨骼肌和肝脏血管中，以 $β_2AR$ 为主。αAR 兴奋，可使血管收缩；βAR 兴奋，可使血管舒张、心率增快、心肌细胞收缩力增强等。去甲肾上腺素主要激活 αAR，而对 βAR 作用小；肾上腺素既能激活 αAR，又能激活 βAR，但对 αAR 的作用不如去甲肾上腺素大，对 βAR 的作用远远大于去甲肾上腺素。

【材料】 家兔 1 只，兔手术台 1 架，哺乳动物手术器械 1 套，眼科剪 1 把，动脉夹 1 个，玻璃分针 2 支，动脉插管 1 个，血压换能器 1 个，保护电极 1 个，20ml 注射器 1 支，1ml 注射器 3 支，丝线，纱布。生理盐水，20%氨基甲酸乙酯溶液，0.5%肝素溶液，1∶10 000 肾上腺素溶液，1∶10 000 去甲肾上腺素溶液，1∶10 000 乙酰胆碱溶液。BL-420N 生物信号采集与处理系统。

【方法】

1. 手术过程

（1）麻醉与固定：取家兔称重，以 5ml/kg 体重的剂量由耳缘静脉缓慢注射

20%氨基甲酸乙酯溶液，待家兔麻醉后，仰卧位固定于兔手术台上。动物麻醉指征：角膜反射消失、呼吸变深变慢、肌肉松弛、疼痛反射消失。

（2）剪毛备皮：剪去颈部兔毛，用组织剪沿颈部正中线做 6～8cm 切口，分离皮下组织，用止血钳钝性分离气管前面的肌肉，暴露气管。术中用纱布止血。

（3）分离双侧交感神经和迷走神经：在气管两侧找到两侧的颈总动脉鞘，沿着血管走向用玻璃分针小心地打开动脉鞘，可以辨认出颈总动脉、迷走神经、交感神经和减压神经。三条神经中迷走神经最粗，减压神经最细。仔细分离两侧的迷走神经和交感神经，穿线备用（勿结扎）。

（4）动脉插管：用玻璃分针小心分离两侧颈总动脉，游离出至少长 4cm 的动脉，下方穿两条线备用。在左侧颈总动脉的远心端用一条备用线结扎，近心端用动脉夹夹闭，两者之间保留 4cm 左右长的动脉用于插管。在远心端靠近结扎线部位用眼科剪朝向心脏方向剪一个斜切口，将连于血压换能器的动脉插管（管内预先注入肝素以抗凝）向心脏方向插入，用另一条备用线结扎固定，小心松开动脉夹。

2. 实验装置的连接与使用 将血压换能器与 BL-420N 生物信号采集与处理系统的 CH1 连接，刺激电极与系统的刺激输出连接。打开 BL-420N 生物信号采集与处理系统，进入"家兔动脉血压调节"实验，描记血压。

【结果】

1. 记录正常血压曲线，辨认血压波的一级波和二级波（图 2-8），有时可见三级波。

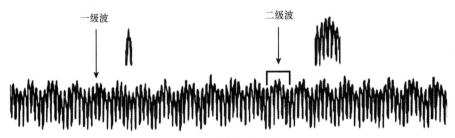

图 2-8　正常血压曲线

2. 用动脉夹夹闭右侧颈总动脉 10～15s，观察血压的变化。

3. 由耳缘静脉注入 1∶10 000 去甲肾上腺素 0.2ml/kg，观察血压的变化。

4. 由耳缘静脉注入 1∶10 000 乙酰胆碱 0.1ml/kg，观察血压的变化。

5. 由耳缘静脉注入 1∶10 000 肾上腺素 0.2ml/kg，观察血压的变化。

6. 电刺激迷走神经其外周端（靠近心脏一端），观察血压的变化。

7. 电刺激交感神经，观察血压的变化。

【注意事项】

1. 麻醉时推注速度要慢，同时注意呼吸变化，以免过量引起动物死亡。如果实验时间过长，动物苏醒挣扎，可适量补充麻醉剂。

2. 手术过程中应尽量避免损伤血管，并注意及时止血，保持手术视野清楚。

3. 分离动脉和神经时切勿用有齿镊。

4. 注意保护神经不要过度牵拉，并常用生理盐水湿润。

5. 在整个实验过程中，要始终保持动脉插管与动脉的方向一致，防止刺破血管或引起压力传递障碍。

6. 实验中每观察一个项目，必须待血压恢复正常后，才能进行下一个项目。

7. 每项实验记录必须包括正常的对照、加药标记及实验项目的注释。

8. 实验中注射药物较多，要注意保护家兔的耳缘静脉。

（谭如彬）

实验十　肺通气功能的测定

问题·思考

　1. 测定肺通气功能的重要指标有哪些？

　2. 肺活量和用力肺活量的生理意义有何不同？

【目的】　了解肺通气功能的测定方法与肺的正常通气量。

【原理】　肺通气实现了机体与外界环境的气体交换，吸入氧气、排出二氧化碳，满足机体新陈代谢需要。潮气量（TV）、补吸气量（IRV）、补呼气量（ERV）、呼吸频率（BF）、静息通气量（MV）、肺活量（EV）、用力肺活量（FEV）等均能反映肺通气功能。其中肺活量由潮气量、补吸气量和补呼气量组成。肺活量和用力肺活量是测定肺通气功能的常用指标。

【材料】　Spiro USB 肺功能仪，SPCS 软件、打印纸。

【方法】

1. 打开显示器、计算机和打印机，等完全开启以后，鼠标左键双击桌面的肺功能测试图标打开测试软件。

2. 输入被测人的个人信息，点击"数据"菜单下的"新添"填写相应的信息，主要是学号、姓名、年龄、性别、身高、体重、人种。

3. 肺活量的测定　将塑料咬口安装于传感器上，选择"启动新测量"按钮，待听到"嘀"的声音，即可让被测人含住咬口（注意要含紧包住，不能漏气），从而开始了平静肺活量的测量。手持传感器的姿势如图 2-9 所示。保持 5～10 次的呼吸周期，直到呼吸波足够平稳。这时得到的是潮气量、呼吸频率、静息通气量等一些静态的肺参数。

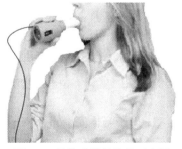

图 2-9　持传感器的姿势示意图

当几次平静呼吸后，先缓慢地将气全部吐出来，然后再缓慢地吸饱气（吸到肺总量位为止），吸饱气后再全部呼出来一直呼到不能再呼为止，最后回到平静呼吸状态。完成一次检测后，可以点击"结束"完成平静肺活量的测量为止，最后回到平静呼吸状态。完成一次检测后，可以单击"结束"完成平静肺活量的测量，这时可以离开咬口（如果单击"继续"则再次进行检测，单击"取消"则删除检测结果）。

4. 用力肺活量的测定　点击"用力"按钮，然后让被测人再次含住咬口。注意要含紧包住，不能漏气。先平静呼吸，数个呼吸周期后就可以将气缓慢呼出来，直到不能再呼出为止，这时呼吸波出现平台，然后用力、快速吸气，吸到不能再吸为止，这样可以得到最大吸气流速，同时可以看到吸气环饱满（指健康人群），吸气后以最快速度用力呼气。这时可以离开咬口，单击"结束"。测量数据，打印。

【**注意事项**】　每次测定前都应练习两次，以保证数据的准确性。

（崔　洁）

实验十一　家兔呼吸运动的调节

> **问题·思考**
> 1. 什么是肺牵张反射？
> 2. 影响呼吸运动的因素有哪些？

【**目的**】　掌握影响呼吸运动的因素。学习哺乳动物呼吸运动的检测方法，观察影响呼吸运动的因素并分析其作用途径。

【**原理**】　呼吸运动能够自主有节律地进行，主要是低位脑干中呼吸中枢的调节作用。体内外多种刺激可直接或间接作用于呼吸中枢，改变呼吸运动的频率和深度。较为重要的呼吸运动的反射调节有肺牵张反射、呼吸肌本体感受性反射及化学感受性呼吸反射。

【**材料**】　家兔 1 只，兔手术台 1 架，哺乳动物手术器械 1 套，眼科剪 1 把，玻璃分针 1 支，"Y"形气管插管 1 个，张力换能器 1 个，50cm 长的橡皮管 1 根，气袋 2 只，保护电极 1 个，20ml 注射器 1 支，5ml 注射器 1 支，丝线，纱布。生理盐水，20%氨基甲酸乙酯溶液，CO_2 气体，N_2 气体，3%乳酸溶液。BL-420N 生物信号采集与处理系统。

【**方法**】

1. 麻醉与固定　按 5ml/kg 体重剂量由耳缘静脉注射 20%氨基甲酸乙酯溶液麻醉家兔，达到麻醉指标后，将其仰卧位固定于兔手术台上。

2. 颈部手术　颈部剪毛备皮，沿颈部正中切开皮肤 6～8cm，分离皮下组织及气管前面的肌肉，暴露气管。分别于气管两侧辨认并用玻璃分针分离迷走神经，并于神经下穿线备用（勿结扎）。

3. 气管插管　将甲状软骨以下的气管与周围组织分离，气管下穿入丝线备用，在距离甲状软骨下缘约 0.5cm 的气管上段做一个倒"T"形切口，并将"Y"形气管插管插入，用备用的丝线结扎并固定气管插管，手术完毕后沾有生理盐水的纱布覆盖手术切口部位。

4. 膈肌小片的制备　切开备皮后的胸骨下端剑突部位的皮肤，沿腹白线切开腹腔（切口约 4cm，切勿过大），暴露出剑突软骨和剑突骨柄，辨认剑突内侧面附着的两块膈小肌，仔细分离剑突上附着的腹膜至膈小肌附着处，剪断剑突骨柄（注意压迫止血），使剑突完全游离，即制备好膈肌小片。注意不可剪得太深，以免将膈肌片剪断或造成气胸，如有出血可用纱布压迫之。此时可观察到剑突软骨脱离了胸骨柄的限制，完全跟随膈肌收缩和舒张而上下自由移动。

5. 连接实验装置　用弯针钩住剑突软骨（针尖向上），并用线将游离的膈肌小片和张力换能器相连接，信号输入 BL-420N 生物信号采集与处理系统。进入"呼吸运动调节"实验，由计算机描记呼吸运动曲线。描记的呼吸运动曲线可反映呼吸频率、呼吸深度及呼吸的停止状态。但是，如果动物移动或稍有挣扎后，呼吸运动曲线基线变化较大，需要再次调整描记系统。

【结果】

1. 观察家兔正常呼吸运动曲线　辨别运动曲线中的吸气相与呼气相。

2. 观察 CO_2 对呼吸运动的影响　将气管插管开口端与装 CO_2 的球胆管口用一个小烧杯罩住（使局部 CO_2 浓度升高，效果会更明显），打开球胆管上的弹簧夹，使一部分 CO_2 随着吸气进入气管插管。观察吸入高浓度 CO_2 后，家兔呼吸运动如何变化。（注意：呼吸发生明显变化后，应立即去除 CO_2 的吸入。）

3. 观察缺氧对呼吸运动的影响　将气管插管开口端与装 N_2 的球胆管相用一个小烧杯罩住），观察吸入高浓度 N_2 后呼吸运动有何变化。（注意：呼吸发生明显变化后，应立即去除 N_2 的吸入。）

4. 观察 H^+ 对呼吸运动的影响　用 5ml 注射器，由耳缘静脉较快地注入 3% 乳酸溶液 2ml，观察呼吸运动的变化。

5. 观察增加无效腔对呼吸运动的影响　将 50cm 长的橡皮管连接在气管插管的开口端，使家兔通过此橡皮管进行呼吸，以此来增加家兔呼吸的解剖无效腔，观察家兔呼吸运动将有何变化。一旦呼吸发生明显变化后，应立即去掉橡皮管。

6. 观察迷走神经对呼吸运动的影响　切断已分离好的两侧迷走神经干，观察迷走神经切断前后呼吸运动的变化。

【注意事项】

1. 实验中要保持气管插管通畅。

2. 制备膈肌小片时需要小心操作，避免家兔出现气胸现象。

3. 膈肌小片与换能器之间的连线松紧度要适中。

4. 观察每个项目时，要待家兔呼吸恢复正常后进行。

（崔　洁）

实验十二　家兔动脉血压和呼吸运动的联合实验

> **问题·思考**
> 1. 呼吸运动增强对动脉血压有何影响？
> 2. 血液中 CO_2 浓度升高，动脉血压和呼吸运动有什么变化？为什么？

【目的】　学习动脉血压、呼吸运动联合记录方法，观察神经、体液因素对动脉血压和呼吸运动的影响并探讨其机制。

【原理】　许多神经、体液因素往往同时影响动脉血压和呼吸运动。循环血液中氧分压降低、二氧化碳分压升高、氢离子浓度升高均能够兴奋在颈动脉窦和主动脉弓附近的颈动脉体与主动脉体化学感受器，反射性地引起呼吸加深加快，同时也导致心率加快、心输出量增加、外周阻力增大、血压升高。

【材料】　家兔 1 只；兔手术台 1 架，哺乳动物手术器械 1 套，眼科剪 1 把，动脉夹 1 个，玻璃分针 2 支，动脉插管 1 个，"Y"形气管插管 1 个，压力换能器 1 个，张力换能器 1 个，保护电极 1 个，气袋 1 只，20ml 注射器 1 支，1ml 注射器 3 支，丝线，纱布；生理盐水，20%氨基甲酸乙酯溶液，0.5%肝素溶液，0.1%阿托品溶液，1∶10 000 去甲肾上腺素溶液，1∶10 000 乙酰胆碱溶液，CO_2 气体。BL-420N 生物信号采集与处理系统。

【方法】

1. 家兔麻醉固定　称重，按 5ml/kg 体重由耳缘静脉缓慢注入 20%氨基甲酸乙酯溶液，待兔角膜反射和疼痛反射消失、呼吸减慢后，将其仰卧固定在兔手术台上，剪去颈前部被毛。

2. 分离颈部神经、气管和血管　于颈部正中做 6～8cm 切口，剪开皮下组织、肌肉组织，暴露气管。仔细分离甲状软骨下方的气管，在气管两侧分离双侧迷走神经和颈总动脉。注意分离气管时，勿损伤位于气管两侧的甲状腺动脉；分离神经时，不要过度牵拉，并随时用生理盐水湿润；分离动脉时，勿损伤其小分支。

3. 气管插管　分离气管，在距离甲状软骨下缘约 0.5cm 的气管上部做倒"T"形切口，将"Y"形气管插管插入，结扎固定。

4. 动脉插管　在左侧颈总动脉远心端用线结扎，近心端用动脉夹夹闭，在远心端用眼科剪朝向心脏方向剪一个斜形切口，将连接压力换能器并预先注入肝素的动脉插管向心脏方向插入，用另一条备用线结扎固定，小心松开动脉夹。

5. 游离膈肌小片　剪去胸骨剑突处兔毛，沿腹白线切开约 4cm 长皮肤，沿腹白线分离腹部肌肉及腹膜暴露胸骨剑突软骨和剑突骨柄。仔细分离剑突周围组织后，剪断剑突骨柄，游离出剑突，用带线的做成钩状的大头针钩住剑突，连接张力换能器。

6. 连接实验装置 将压力换能器和张力换能器的信号输入 BL-420N 生物信号采集与处理系统。进入自定实验，由计算机描记血压和呼吸运动曲线。

【结果】

1. 记录正常血压、呼吸曲线，观察血压和呼吸相互关系，计算心率和每分钟呼吸次数的比例。

2. 增加吸入气中 CO_2 的浓度，观察血压、呼吸曲线的变化。

3. 由耳缘静脉注射 1：10 000 乙酰胆碱溶液 0.1ml/kg，观察血压、呼吸曲线的变化。

4. 由耳缘静脉注射 0.1%阿托品溶液，观察血压、呼吸曲线的变化。

5. 由耳缘静脉注入 1：10 000 去甲肾上腺素溶液 0.2ml/kg，观察血压、呼吸曲线的变化。

6. 电刺激右侧迷走神经，观察血压、呼吸曲线的变化。

【注意事项】

1. 麻醉剂注射速度要慢，同时注意呼吸变化。如实验时间过长，动物苏醒挣扎，可适量补充麻醉剂。

2. 手术操作时，动作要轻，以减少不必要的手术性出血。

3. 给予物理处理或注射药物时，时间不宜过长、量不宜过多，同时密切观察血压、呼吸的变化，以免实验失败。

4. 每项实验后，应等血压、呼吸基本恢复并稳定后再进行下一项实验。

（乔伟丽）

实验十三　影响尿生成的因素

问题·思考

1. 尿液是如何形成的？血浆和终尿相比，成分有何不同？
2. 循环血量增多对尿量有何影响？为什么？
3. 糖尿病患者为何尿量增多？

【目的】　掌握尿生成的过程及影响因素。学习从输尿管和膀胱引流尿液的方法，观察影响尿生成的因素。

【原理】　尿的生成包括肾小球的滤过、肾小管和集合管的重吸收及分泌与排泄三个过程。凡能影响上述过程的因素都可影响尿的生成，从而引起尿量的改变。

【材料】 家兔 1 只；兔手术台 1 架，哺乳动物手术器械 1 套，眼科剪 1 把，塑料烧杯 2 只，细塑料管（或膀胱插管）1 根，培养皿 2 个，注射器（20ml 2 支、10ml 2 支、5ml 1 支、1ml 3 支），头皮静脉针 1 支，计滴器 1 个，纱布，丝线；20%氨基甲酸乙酯溶液，20%葡萄糖溶液，1：10 000 去甲肾上腺素溶液，0.1%酚红溶液，20%甘露醇溶液，10%NaOH 溶液，呋塞米（速尿），垂体后叶素，生理盐水。

【方法】

1. 麻醉 按 5ml/kg 体重由家兔耳缘静脉注射 20%氨基甲酸乙酯溶液进行麻醉，待兔角膜反射和疼痛反射消失、呼吸减慢后用棉绳将其仰卧位固定于兔手术台上。

2. 腹部手术 腹部剪毛备皮，于耻骨联合上方正中做一 3～5cm 长的切口，沿腹白线切开腹壁。将膀胱移出体外，暴露膀胱三角，确认输尿管。

3. 引流尿液 可以采用输尿管插管，也可以采用膀胱插管，下面分别介绍。

（1）输尿管插管：将靠近膀胱处的输尿管用止血钳做钝性分离，穿线备用。将近膀胱端的输尿管穿线结扎，在靠近结扎线处剪一斜向肾脏的小口，将充满生理盐水的细塑料管向肾脏方向插入输尿管，以备用线结扎固定。此后，可看到尿液从细塑料管中逐滴流出。如果未插入输尿管内而插入管壁与周围结缔组织之间，则无尿液流出。还要注意防止输尿管或插管内有血凝块堵塞，或者输尿管扭曲或插管顶端抵住输尿管内壁，使尿液难以排出。

（2）膀胱插管：将膀胱向尾侧移至腹外。先辨认清楚膀胱和输尿管的解剖部位，用线结扎膀胱颈部，以阻断它同尿道的通路。然后，在膀胱顶部选择血管较少处，剪一纵行小切口，插入膀胱插管（可用一弯头滴管代替），插管口最好正对着输尿管在膀胱的入口处，但不要紧贴膀胱后壁而堵塞输尿管。用线沿切口结扎，将切口边缘固定在管壁上。手术结束后，用温热生理盐水纱布覆盖创面。

4. 在一侧耳缘静脉安置好头皮静脉针，用胶布固定并缓慢推入生理盐水，其速度以针头不被堵塞为宜，为下面各项实验注射备用。

5. 连接实验装置 将插入输尿管内的细塑料管或插入膀胱内的插管所引流出的尿液滴在记滴器上，记滴器与系统连接。进入 BL-420N 生物信号采集与处理系统的"泌尿实验"，记录尿滴数。

【结果】

1. 记录 1min 正常尿量。

2. 由耳缘静脉注射 37℃生理盐水 20ml（1min 内注射完），记录注射后 1min 尿量。

3. 自耳缘静脉注射垂体后叶素 2U，记录注射后 1min 尿量。

4. 自耳缘静脉注射 20%甘露醇溶液 5.0ml，记录注射后 1min 尿量。

5. 耳缘静脉注射 1：10 000 去甲肾上腺素溶液 0.3ml，记录注射后 1min 尿量。

6. 自耳缘静脉注射 20%葡萄糖溶液 5.0ml，记录注射后 1min 尿量。

7. 自耳缘静脉注射呋塞米（5mg/kg），5min 后开始观察尿量的变化，连续观察 5～7min。

8. 自耳缘静脉注射 0.1%酚红溶液 0.5ml，观察并记录从注射开始到家兔尿液中出现酚红的时间（为能清楚观察到酚红，可在收集尿液的培养皿中加 10% NaOH 溶液 1～2 滴，以呈现玫瑰红色作为指示）。

【注意事项】

1. 手术操作应尽量轻柔。腹部切口不可过大。剪开腹膜时，注意勿伤及内脏。

2. 实验中需多次静脉注射，故需保护好家兔耳缘静脉。

3. 做每一项实验时，要观察全过程，这样可以了解药物作用的潜伏期、最大作用期及恢复期等各个阶段情况。

（乔伟丽）

实验十四　视敏度的测定

问题·思考

1. 为什么正常人的视敏度会不同？

2. 视敏度降低可能有哪些原因？

【目的】 了解眼球屈光系统和视网膜的功能，学习使用视力表测定视力的原理和方法。

【原理】 眼辨别物体形态细节的能力称为视敏度，通常是以能分辨空间两点的最小距离作为标准，以眼能看清楚文字或图形所需的最小视角来表示。一般规定，当视角为 1 分角时，能辨别两个可视点或看清细致形象的视力为正常视力，视力则定为 1。视网膜各部分的视敏度不同。在亮光下，中央凹的视敏度最高，周围部分的视敏度迅速下降。在暗处，中央凹的视敏度几乎为零，而周围部分视敏度相对较高。可见，中央视觉的特点是在亮光下分辨细节和具有色觉，边缘视觉的特点则是在暗光中对弱光敏感，而不具色觉。常用的"国际标准视力表"有 12 行。当我们在离视力表 5m 的距离上观看该表的第十行时，此行的"E"字上下两横线（相距 1.5mm）发出的光线在眼球恰好形成 1 分视角。因此，在离表 5m 处能辨认第十行即认为是正常视力，记为视力为 1.0。目前我国规定视力测定采用对数视力表，若采用对数视力表（5 分记录）记录该视力（1 分角），应记为 5.0，其计算公式为：受试者视力=$5-\log\alpha'$（视角）。

【材料】 视力表，指示棒，遮眼板，米尺。

【方法】

1. 视力表挂在墙上，其 1.0 的高度与受试者眼部齐平，光线充足。

2. 受试者站在视力表前 5m 处，用遮光板遮住左眼，主试者用指示棒从表的第 1 行开始，依次指向各行，让受试者说出各行符号缺口的方向，直到受试者完全不能辨认为止，此时即可从视力表上直接读出其右眼的视力值。

3. 用同样方法测定左眼视力值。

4. 如受试者对最上一行符号（视力表上视力值 0.1）无法辨认，则需令受试者向前移动，直至能辨清最上一行为止。测量受试者与视力表的距离，再按下列公式推算出其视力：

$$受试者视力 = 0.1 \times 受试者与视力表距离（m）/5$$

【注意事项】

1. 受试者离视力表的距离应测量准确。

2. 视力表处的光线要符合要求。

（乔伟丽）

实验十五　视野的测定

问题·思考

1. 比较双眼同色视野是否对称？

2. 为什么不同颜色的视野大小范围不同？为什么白色视野较大？

3. 一患者左眼颞侧视野、右眼鼻侧视野发生缺损，请判断其病变的可能部位。

4. 夜盲症患者的视野会发生怎样的变化？原因是什么？

【目的】　学习视野计的使用方法，测定正常人白色视野与有色视野的范围。了解测定视野的临床意义。

【原理】　视野是单眼固定注视前方一点时所能看到的空间范围。测定视野使用视野计，所测的视野用视野图纸记录后即得视野图。借助视野检查可以了解整个视网膜的感光功能，并有助于判断视觉传导通路及视觉中枢的机能。由于面部结构（鼻和额）阻挡视线，一般人鼻侧与上侧视野较小，颞侧与下侧视野较大。有色视野较白色视野小。在同一光亮条件下，白色视野最大，其次为黄蓝色，再次为红色，绿色最小。不同颜色视野的差异，主要是与各类感光细胞在视网膜上的分布范围有关。

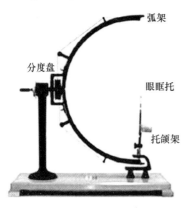

弧架

分度盘

眼眶托

托颌架

图 2-10　视野计

【材料】　视野计（图 2-10），各色视标，视野图纸（图 2-11），铅笔，遮眼板。

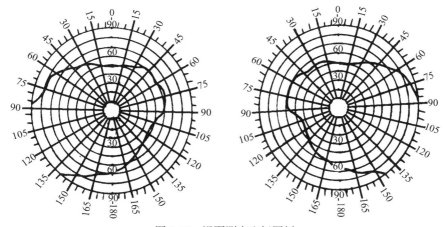

图 2-11 视野测定坐标图纸

【方法】

1. 熟悉视野计的构造 视野计的样式很多，常用的是弧形视野计。它的主体结构是一个安在支架上的半圆弧形金属板，可绕水平轴做 360°的旋转，旋转的角度可从分度盘上读出。圆弧外面有刻度，表示由该点射向视网膜周边的光线与视轴所夹的角度。在圆弧内面中央装有一面小镜作为目标物，其对面的支架附有托颌架与眼眶托。此外，还附有各色视标。

2. 测定视野

（1）将视野计对着充足的光线放好，嘱受试者把下颌放在托颌架上，眼眶下缘靠在眼眶托上。调整托颌架的高度，使眼恰与弧架的中心点位于同一水平面上。先将弧架摆在水平位置，测试眼注视弧架的中心点，用遮眼板遮住另一眼，接受测试。实验者首先选择白色视标，从周边向中央慢慢移动紧贴弧架的白色视标，随时询问受试者是否看见了视标。当受试者回答看见时，就将受试者刚能看到视标时的视标所在点标在视野图纸的相应经纬度上。用同样方法测出对侧刚能看见的视标点，亦标在视野图纸的相应经纬度上。

（2）将弧架转动 45°角，重复上项操作。如此继续下去，共操作 4 次，得出 8 个点。将视野图纸上的 8 个点依次连接起来，就得出视野的范围。

（3）按照相同的操作方法，测出红、黄、绿各色视觉的视野，分别用红、黄、绿三色在视野图纸上标出。

（4）依照同样的方法，测定另一眼的视野。

【结果】 在视野图纸上记下眼与注视点间距离和视标的直径，通常前者为 33cm，后者为 3mm，在视野图纸上根据所测定的不同的方向点描记出某种颜色的视野范围。

【注意事项】

1. 在测定的过程中，受试者需始终盯视弧架中心点，眼球不能任意转动，只能用"余光"观察视标。

2. 测试视野时,以受试者真正看到视标为准,即测试结果必须客观、准确。

（李　翠）

实验十六　盲点的测定

> **问题·思考**
>
> **1.** 试述测定盲点直径的原理。
>
> **2.** 在我们日常注视物体时,为什么没有感觉到生理性盲点的存在?

【目的】　掌握盲点的概念,及其测量的原理和方法。

【原理】　视网膜由黄斑向鼻侧约 3mm 处有一直径约 1.5mm、界线清楚的淡红色圆盘状结构,称为视盘,也称为视神经乳头。这是视网膜上视神经纤维汇集穿出眼球的部位,是视神经的起始端,该区由于没有感光细胞,故不能感光,称为生理盲点。某些视觉器官疾病,在视野中可出现异常的病理性盲点。根据物体成像的规律,从盲点的投射区域,可以计算出盲点的所在位置和范围。

【材料】　白纸,黑色小视标,笔,尺,遮眼板。

【方法】　将白纸固定在墙上,与受试者头部等高。受试者立于纸前 50cm 处,用遮眼板遮住一只眼,在纸的边缘与另一眼水平处划一"十"字标记。受试者始终注视"十"字记号,不能转动眼球。检查者将黑色小视标由"十"字记号沿水平线慢慢地向外侧（被测眼的颞侧视野）移动。当受试者刚刚看不到视标时,记下视标所在的位置;继续将视标慢慢向外移动,当它刚又被看见时,再记下它的位置。由所记下的两点连线之中点起,沿着多个方向移动视标,找出并记下视标看不见和看见的交界点。将各点依次连接起来,形成一个大致呈椭圆形的圈,此圈所包括的区域,即称为盲点投射区域（图 2-12）。

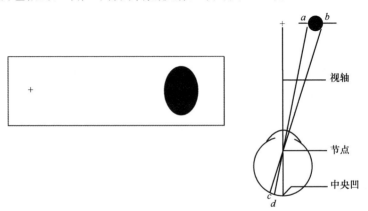

图 2-12　右侧盲点的测定

【结果】

1. 计算盲点的直径　利用简化眼模型（图 2-13），根据相似三角形各对应边成正比的定理，及盲点投射区直径可计算出视网膜上盲点的实际直径。

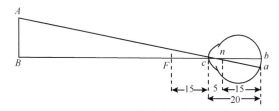

图 2-13　简化眼模型（单位：mm）

$$盲点直径 = \frac{盲点投射区域直径 \times 15mm（节点至视网膜的距离）}{500mm（节点至白纸的距离）}$$

2. 记录不同眼的盲点直径，并比较盲点直径是否相同。

【注意事项】

1. 受试者眼睛到墙面的距离应准确。

2. 受试者测定盲点时应明确盲点的位置。

3. 受试者测定盲点时眼球不能转动。

（李　翠）

实验十七　人体听力检查和声音的传导途径

> **问题·思考**
>
> 1. 正常情况下，同侧的骨传导和气传导有何不同？
>
> 2. 如果韦伯试验中左侧骨传导声音较右侧响亮，任内试验中左侧的骨传导大于气传导，右侧的骨传导小于气传导，病变部位在哪里？

【目的】　学习听力检查法，比较气传导和骨传导的听觉效果，了解听力检查在临床上的意义。

【原理】　声音由外界传入内耳可以通过气传导和骨传导两个途径完成。正常情况下，两耳骨传导听力相等（韦伯试验比较两耳的骨传导）。由于气传导的增压效应，同侧的气传导大于骨传导（任内试验比较同耳的气传导和骨传导）。如果外耳和中耳发生病变，主要表现为患侧的气传导减弱而骨传导相对增强，称为传导性耳聋。如果是内耳和听神经病变，主要表现为患侧的气传导和骨传导均减弱，称为神经性耳聋。从一个方向传来的声音，到达两耳的时相和强度不同，据此听觉系统可辨别音源的方向。

【材料】　秒表，直尺，音叉，橡皮锤，棉花。

【方法】

1. 判定音源的位置 受试者闭目静坐。主持者手持音叉柄，打击音叉臂的前 1/3 处，将震动的音叉先在受试者左侧、右侧及前面等方位给予声音刺激，请受试者判定音源的位置。然后用棉花塞住一侧外耳道，重复进行试验，观察单耳能否准确判定音源的位置。

2. 测定听距 以棉花塞紧左耳，取秒表置于受试者耳 1m 远处，由远移近，反复测定刚能听见秒表声的距离，即为该耳的听距。

3. 韦伯试验 将已振动的音叉放在前额正中发际处，让受试者区别声响偏向何侧，从而比较两耳的骨传导。如果感觉声响在中间，表明两耳骨传导听力相等。若不相同，说明什么问题呢?

4. 任内试验 将已振动的音叉柄置于耳后颞骨乳突上，待听不到声音时立即将音叉移放于外耳道口 1cm 处，注意是否还能听到声音。反之，将振动音叉先置于外耳道口，待听不到声音后，再将音叉柄置于乳突上，受试者判断是否又听到声音，从而比较同侧耳的气传导和骨传导。

5. 用棉花塞住受试者一侧外耳道，然后在此侧重复任内试验和韦伯试验。

【结果】 听力实验的结果如表 2-3 所示，试分析之。

表 2-3　听力实验结果

试验	正常人	传导性耳聋	神经性耳聋
任内试验	气传导>骨传导（阳性）	骨传导>气传导（阴性）	均缩短，但气传导>骨传导
韦伯试验	两耳相等	偏向患侧	偏向健侧

【注意事项】

1. 听力试验应在安静的环境下完成。

2. 不可在坚硬的物体上敲击音叉。

（乔伟丽）

实验十八　去小脑动物的观察

问题·思考

1. 小脑如何分区? 各区的功能有何不同?

2. 小脑损伤对运动功能有何影响?

【目的】 了解小脑的运动功能，观察小脑损伤后对肌紧张和身体平衡等躯体运动的影响。

【原理】 小脑是调节躯体运动的重要中枢，它的主要功能是维持身体平衡、调节肌紧张和协调随意运动。小脑损伤后发生躯体运动障碍，主要表现为身体失衡、肌张力增强或减弱及共济失调。

【材料】 小鼠 5 只；哺乳动物手术器械 1 套，鼠手术台 1 座，9 号注射针头 5 个，200ml 烧杯 1 个，棉花；乙醚。

【方法】

1. 麻醉固定 烧杯内放入一块浸有乙醚的棉球，将小鼠罩于烧杯内使其麻醉，待呼吸变为深慢且不再有随意活动时，将其取出，俯卧位固定于鼠手术台上。

2. 头部手术 剪除头顶部的毛，在脑后沿正中线切开皮肤。用左手捏住头部两侧将头固定，右手用刀背刮剥骨膜和颈肌，分离顶间骨上的肌肉，充分暴露顶间骨，透过颅骨可见到下面的小脑。参照图 2-14 所示位置，用针头垂直穿透一侧小脑上的顶间骨，进针深度约 3mm，并在小脑范围内前后左右搅动，以破坏该侧小脑。取出针头，用棉球压迫止血。

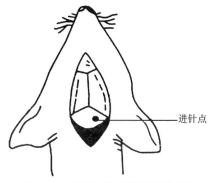

图 2-14 破坏小鼠小脑位置示意图

【结果】

将小鼠放在实验桌上，待其清醒后，观察动物姿势和肢体肌肉紧张度的变化，行走时有无不平衡现象，是否向一侧旋转或翻滚。

小鼠清醒后，表现出损伤侧肌张力增强，并在运动时向正常侧旋转。

【注意事项】

1. 麻醉时要密切注意动物的呼吸变化，避免麻醉过深致动物死亡。手术过程中如动物苏醒挣扎，可随时用乙醚棉球追加麻醉。

2. 捣毁一侧小脑时不可刺入过深，以免伤及中脑、延髓或对侧小脑。

（乔伟丽）

实验十九 反射弧分析

问题·思考

1. 反射弧的基本组成是什么？

2. 反射时的长短与哪些体内外因素有关？左、右后肢的反射时是否相等？

3. 损伤反射弧的某一部分后，反射还能否进行？由此可得出何种结论？

【目的】 通过观察某些脊髓反射，证实反射弧的完整性与反射活动的关系。

【原理】 反射是在中枢神经系统的参与下，机体对刺激所产生的具有适应性的反应。反射活动的结构基础是反射弧，典型的反射弧由感受器、传入神经、神经中枢、传出神经和效应器五个部分组成。反射弧中任何一个环节的解剖结构和生理完整性受到破坏，反射活动就无法完成。反射通过反射弧各组成部分所需的时间称为反射时。

【材料】 蛙1只；蛙类手术器械1套，铁支柱1座，肌夹1个，玻璃平皿1个，烧杯1个，小滤纸（约1cm×1cm），纱布；1%硫酸溶液。

【方法】

1. 制备脊蛙 取蛙 1 只，用剪刀由两侧口裂剪去上方头颅，制成脊蛙（图 2-15A）。

2. 分离右侧坐骨神经 将动物俯卧位固定在蛙板上，在右侧大腿背侧纵行剪开皮肤，在股二头肌和半膜肌之间找到坐骨神经干，在神经干下穿一根细线备用。

3. 固定 手术完后，用肌夹夹住动物下颌，悬挂在铁支柱上（图 2-15B）。

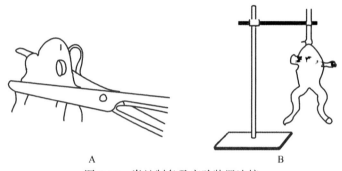

图 2-15 脊蛙制备及实验装置连接

A.脊蛙制备；B.实验装置示意图

【结果】

1. 观察左、右两后肢反射时，分别将左、右后肢趾尖浸入盛有 1%硫酸溶液的小平皿内，两侧浸没的范围应相等，且仅限于趾尖。分别观察左、右后肢是否都发生反应？如发生反应，则记录从刺激开始到出现反应的时间。

2. 沿左后肢趾关节上做一环形皮肤切口，将切口以下的皮肤全部剥脱，趾尖皮肤一定要剥干净，再用 1%硫酸溶液浸泡该趾尖，切不可将其他趾尖没入，观察该侧后肢的反应。

3. 用浸有1%硫酸溶液的小滤纸片贴在下腹部。观察双后肢有无反应。待出现反应后，将动物浸于烧杯的清水内洗掉滤纸片和硫酸，用纱布擦干皮肤。提起右侧坐骨神经下的细线，剪断坐骨神经。再重复上述实验，比较两次结果有何不同。

4. 将一硫酸滤纸片贴于左后肢皮肤，观察引起的反应，用烧杯中的清水洗掉滤纸片及硫酸，擦干皮肤后，将探针插入脊髓腔内反复捣毁脊髓，再重复刚才的实验及步骤 3。

【注意事项】

1. 制备脊蛙时断颅部位要适当，太高可能保留部分脑组织而出现自主活动，太低也会影响反射的引出。离断后，用棉球压迫止血。

2. 每次用硫酸溶液或纸片处理后，应迅速用烧杯中清水洗去皮肤上残存的硫酸，并用纱布擦干，以保护皮肤。

3. 每次刺激范围应恒定，以保持刺激强度一致。

（乔伟丽）

实验二十 去大脑僵直

问题·思考

1. 去大脑僵直产生的原因是什么？

2. 上丘、下丘之间刚刚横断时，通常并不能立刻出现去大脑僵直，活动一下动物的四肢后就可出现明显的变化，为什么？

【目的】 了解去大脑僵直产生原因，观察去大脑僵直的典型表现，证明中枢神经系统有关部位对肌紧张的调节作用。

【原理】 中枢神经系统对肌紧张具有易化作用和抑制作用，在正常的情况下通过这两种作用使骨骼肌保持适当的紧张度，以维持机体的正常姿势。在中脑上丘与下丘之间将麻醉动物脑干切断，动物出现全身伸肌紧张性亢进，四肢强直、脊柱后挺，呈角弓反张现象，称为去大脑僵直，这是一种过强的牵张反射，其原因主要是在中脑水平切断脑干以后，来自红核以上部位的下行抑制性影响被阻断，网状抑制系统的活动降低，易化系统的作用因失去对抗而占优势，导致伸肌反射的亢进。如同时破坏中脑网状结构，取消了易化作用，则僵直完全消失。

【材料】 家兔1只。哺乳动物手术器械1套，骨钻1把，咬骨钳1把，手术刀1把，骨蜡或止血海绵。液状石蜡，20%氨基甲酸乙酯溶液。

【方法】

1. 麻醉、固定 将家兔称重后，按5ml/kg体重自耳缘静脉注射20%氨基甲酸乙酯溶液进行麻醉，待痛觉反射消失、呼吸缓慢后，将家兔俯卧固定于兔手术台上。

2. 暴露头骨 将家兔俯位固定，剪去头顶部毛，由两眼眶前缘连线中点至枕部将头皮纵行切开，暴露头骨及颞肌。将颞肌上缘附着在头骨的部分切开，用手术刀柄将颞肌自上而下地剥离扩大头骨暴露面，并刮去颅顶骨膜。

3. 暴露上下丘 左手握住家兔头前端，右手持骨钻在颅顶骨一侧缓慢钻开头骨。用镊子将骨钻下的圆形骨片剔除后，再用咬骨钳扩大开口，骨断面出血可用骨蜡止血。在接近人字缝和矢状缝时，尤要注意不要伤及下面的横窦与矢状窦。在一侧顶骨打开后，用手术刀伸入颅骨下把横窦和矢状窦与颅骨内壁附着处小心剥离，再用咬骨钳向对侧顶骨扩大开口（咬过矢状缝），直到两侧大脑半球表面基本暴露。用针头斜刺入硬脑膜，以眼科剪剪开硬脑膜，暴露出大脑皮质，滴少许温热液状石蜡防止脑表面干燥。最后咬去人字缝以暴露大脑后缘。在仔细止血时可看到两下丘，而两上丘要将大脑两半球向前上托起才能看到。

4. 横断上下丘 固定兔身，使手术刀片平面与冠状面平行，然后手术刀自两大脑后缘连线中间部，垂直向下切至颅底（图 2-16），并将手术刀前端沿冠状面稍扩大切口后迅速取出刀片，以纱布轻压伤口，松绑四肢，让家兔侧卧，活动四肢。

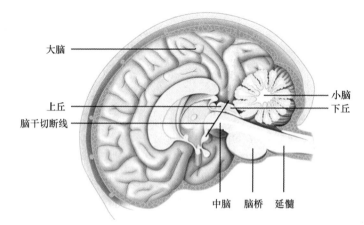

图 2-16 去大脑僵直脑干切断线示意图

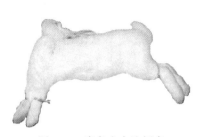

图 2-17 家兔去大脑僵直

【结果】 可见家兔四肢伸直，头向后仰，尾向上翘，呈角弓反张现象（图 2-17）。

【注意事项】

1. 动物麻醉不宜过深。

2. 手术时，注意勿损伤矢状窦与横窦，避免大出血。

（乔伟丽）

第三章 案例分析

案例一

李××，女性，25岁，公司文员。

病史：患者于1年前无明显诱因渐出现心悸、胸闷、气短，活动后明显，易疲乏，怕热多汗，多食善饥，自觉敏感焦虑，易失眠，情绪紧张，双手抖动，起病以后患者曾在当地医院就诊，诊断为"甲状腺功能亢进"，口服"甲巯咪唑"治疗（每次50mg，每天一次）至今，1个月后病情好转，患者自行停药。2个月前再次出现多汗、多食、劳累后心悸、气短明显；病后大便每天两次，成形便，体重减轻6kg。

【引导问题】

1. 该患者的可能诊断是什么？如何治疗？

2. 下丘脑-腺垂体-甲状腺轴是如何对甲状腺激素进行调节的？

常规查体 体温37℃，心率110次/分，呼吸20次/分，血压130/90mmHg。神志清楚，皮肤巩膜无黄染，浅表淋巴结未触及肿大，双眼轻度突出，瞬目反射减少，双眼辐辏反射不良，双侧甲状腺Ⅱ度肿大，无触痛，随吞咽动作而活动，未触及包块，颈部未闻及血管杂音，双肺呼吸音尚清晰，未闻及啰音。心率110次/分，心律不齐，呈心房颤动律，腹软，无压痛，肝脾未触及，双肾区无叩击痛，双手细颤，双下肢轻度凹陷性水肿，四肢肌力5级，肌张力正常，病理征未引出。

实验室检查 甲状腺功能检查示TT$_3$ 3.93nmol/L↑，TT$_4$ 212.98nmol/L↑，FT$_3$ 21.24pmol/L↑，FT$_4$ 32.92pmol/L↑，TSH 0.07μIU/ml↓；促甲状腺受体抗体（TRAb）3.09IU/L↑，抗甲状腺球蛋白抗体（TGAB）259.00IU/ml↑，甲状腺过氧化物酶抗体（TPO-AB）12.50IU/m↑。

【引导问题】

1. TSH为什么会降低？

2. 甲状腺功能亢进为什么会引起心功能的改变？

3. 甲状腺功能危象的症状有哪些？如何治疗？

案例二

李××，女性，27岁，商场营业员。

病史：3天前骑电动车下班途中遭遇车祸，致头部受伤，被路人送医院急救，病情稳定后转入重症监护病房。

护士发现患者口唇干燥、尿量增多，2h尿量1550ml。

常规查体 体温37.2℃，血压82/63mmHg，心率95次/分，呼吸18次/分。

【引导问题】

1. 尿生成的基本过程是什么？

2. 血压的形成和调节机制是什么？

3. 目前患者病情有何异常？

实验室检查 尿比重为 1.002，尿渗透压为 57mOsm/kg；电解质检查显示血钠浓度为 162mmol/L。脑 CT 检查：下丘脑见多个点片状高密度影，其周围脑实质密度降低，提示下丘脑出血、水肿。

医师根据以上临床表现和检查结果，判断李女士出现了中枢性尿崩症。

【引导问题】

1. 尿比重、尿渗透压和血钠浓度的改变提示什么？

2. 什么是尿崩症？对机体有何影响？

3. 你从李女士的症状中想到了什么？

案例三

吴××，男性，30 岁。两日前开始出现高热 39℃，在某诊所输液后退热，次日上午，体温又骤然回升，再次去诊所输了两天液，以后数天体温一直居高不下。又去了某市第五人民医院，拍了 X 线片显示肺内出现片状阴影，并出现咳嗽、呼吸困难等症状，遂在呼吸内科住院治疗。

【引导问题】

1. 根据以上内容，你对患者病情有何判断？

2. 引起体温升高的原因有哪些？机体的体温如何调节？

3. 引起患者出现呼吸困难的原因有哪些？

入院后医师给予庆大霉素、氨茶碱、消咳喘、氢氯噻嗪治疗未见好转，且咳嗽加重伴有呼吸困难，偶有咳血痰、发热、头痛、肌肉酸痛、食欲缺乏、全身不适，当晚因整夜咳嗽，无法入睡。

常规查体 心率 80 次/分；呼吸 22 次/分，稍费力；血压 120/80mmHg。呼吸运动两侧对称，节律规则；触诊：两侧语颤减弱，无胸膜摩擦感及皮下气肿握雪感；叩诊：两肺反响增强，呈过清音，两侧肺下界在肩胛下角线第 11 肋间，呼吸移动度不明显。听诊：两肺呼吸音较弱，呼气音延长，两侧肩胛下区可闻及细湿啰音，两肺上部可闻及干啰音。未闻及胸膜摩擦音。胸壁无静脉怒张及压痛。双乳部无压痛，未触及肿块。

【引导问题】

1. 肺通气和肺换气的原理是什么？

2. 呼吸运动如何调节？

3. 呼吸困难对机体的 V/Q 比值、氧容量、氧含量、氧饱和度及氧解离曲线会产生哪些影响？

实验室检查 血红蛋白 156.0g/L，红细胞计数 $4.8×10^{12}$/L（480 万/mm³），白细胞计数 $11×10^9$/L（11 000/μl），中性粒细胞 80%，淋巴细胞 15%，嗜酸性粒细胞 2%，嗜碱性粒细胞 1%，单核细胞 2%。胸部 X 线片示肺内片状影像，肺纹理增多。心影大小正常，腹部检查未见异常；脊柱四肢无畸形。

病原学核酸检测，H7N9 禽流感病毒核酸检测阳性，进一步从患者呼吸道标本中分离 H7N9 禽流感病毒，医院对患者进行隔离治疗。

【引导问题】

1. 除了 H7N9 禽流感以外，以前还出现过哪些禽流感？

2. 禽流感和普通的感冒如何区分？

3. 患者是否需要做些其他方面的实验室检查？

案例四

李××，男性，44 岁，公务员。

病史：午后疲劳 1 个月余；四肢乏力，活动后加重，休息及睡眠后减轻；总想闭眼，视物不清，复视；有时喝水呛咳，咀嚼无力；声音减低、稍嘶哑；时感心悸，出汗较多，上楼梯时多次摔倒。

常规查体 体温 37.2℃；脉搏 90 次/分；呼吸 18 次/分；稍费力；血压 120/70mmHg。发育正常，营养中等，表现疲倦；心肺未见明显异常；腹部检查未见异常；脊柱四肢无畸形。

神志清楚，口齿稍含糊，表现轻度焦虑。对光反射灵敏；右眼外展位，向左视时引出复视；双眼持续上视后出现上睑下垂，无眼震。双侧面肌活动缓慢，不能持续上抬额纹。四肢近端肌力Ⅳ级（正常为Ⅴ），远端Ⅴ级，双侧耸肩肌力略低，无肌萎缩。双侧腱反射正常，深、浅感觉正常。

【引导问题】

1. 根据以上病史，你认为该患者存在什么问题？

2. 根据以上体格检查，你能发现什么问题？能否对病变部位进行定位呢？

3. 你认为应进一步开展哪些辅助检查？

实验室检查 血常规、红细胞沉降率、血糖、电解质、肾功能等均正常。神经传导速度、常规肌电图正常（眼外肌肌电图未做），重复神经电刺激异常。新斯的明试验阳性。AChR-Ab（抗乙酰胆碱受体抗体）5nmol/L↑。

诊断 重症肌无力，给予口服溴吡斯的明等治疗。10 天后症状明显改善，予以出院。嘱规律用药，定期复查。

【引导问题】

1. 辅助检查结果如何解释？

2. 该病的诊断依据是什么？你认为应如何进行治疗？

3. 影响神经-肌肉接头兴奋传递的因素有哪些？

4. 请你利用所学的生理学知识解释该病的发病机制。

案例五

王××，男性，66 岁。

主诉：呕血 2h。

患者于 5 年前开始间断出现上腹胀痛，空腹时明显，进食后可自行缓解，无放射痛，有嗳气和反酸，自服中药后症状减轻。近 1 周腹痛加重，有午夜睡眠中痛醒，服用抗酸药不能缓解。8h 前进食山芋后突然头晕、心悸，继而呕出咖啡渣样物质约 400ml，伴恶心、上腹部不适、乏力，排黑便一次。无发热、咳嗽、咳痰，小便颜色正常、量偏少。

【引导问题】

1. 根据以上叙述，你认为患者应该做哪些辅助检查？

2. 你认为引起患者呕血的原因可能有哪些？

常规查体 体温 36.5℃，脉搏 90 次/分，呼吸 19 次/分，血压 100/60mmHg。自动体位，面色苍白，神志清楚，查体合作；双肺呼吸音清，心律齐；腹平软，无腹壁静脉怒张，上腹部压痛，无反跳痛，肝脾肋下未触及。

辅助检查 胃镜活检显示胃黏膜组织慢性炎症；上消化道 X 线检查显示十二指肠球部多发性溃疡伴出血。

实验室检查 红细胞计数 $3.2×10^{12}/L$，血红蛋白 86g/L，白细胞计数 $6.6×10^9/L$；尿常规：正常；粪便常规：隐血阳性；血生化：尿素氮 8.63mmol/L、肌酐 65μmol/L；肝功能、血脂、血糖均正常；基础胃酸分泌量为 5.0mmol/h↑，空腹血清胃泌素 90pg/ml，遵医嘱给予补液、H_2 受体拮抗剂西咪替丁及质子泵抑制剂奥美拉唑治疗。

【引导问题】

1. 胃液的成分和作用是什么？

2. 正常人胃黏膜如何保护自身免受胃酸和胃蛋白酶的侵蚀？

3. 消化性溃疡发病原因有哪些？发病机制是什么？

4. 为什么要采用 H_2 受体拮抗剂及质子泵抑制剂？

第四章　实验设计

实验设计是在拥有一定专业知识的基础上，根据统计学原理，为某一现场调查、临床疗效观察或实验室研究等所制订的具体工作计划。实验设计是从事医学科学研究的第一步，也是科研工作的重要环节。一个严密的科学设计可以通过正确地选用研究方法、统计分析方法，严格地控制实验误差，以较少的投入尽可能多地获得可靠的信息，保证科研成果的先进性和科学性。

第一节　实验设计的基本步骤

一、实验设计的目的与阶段安排

通过学习基础性和综合性实验，学生掌握了基础的理论知识和实验技能。实验设计的目的在于让学生参与和体验科学创造、研究与实验的过程，进一步培养学生的创新思维和创新意识，提高学生的创新和实践能力。在实施过程中，采取以学生为主体，教师为引导，先问题、后内容，充分调动学生的主动性和创新性。

机能实验学设计性实验的教学安排分为以下 3 个阶段。

第一阶段：讲授科研方法和讨论实验设计。教师讲授实验设计的概念、原理、方法，指导学生查阅文献。学生以小组为单位，进行文献的查阅，选题和实验方案的设计。在此过程中，学生可以与教师进行交流、讨论、反复修改，确立一个既有科学性又有一定创新性的、具有可操作性的题目和实验方案。

第二阶段：实验设计汇报。学生用 PPT 的形式汇报其所在组的实验设计，教师引导学生根据文献进行提问和回答，并给出自己的意见和建议供学生参考与修改。

第三阶段：学生按照自己的实验设计进行实验实施，教师应当针对实验过程中的现象提出问题，引导学生进行思考，解决问题。随后，学生对实验结果进行整理，并进行必要的统计学分析，以科研论文的格式书写实验报告。

二、实验设计的基本步骤

实验设计的基本步骤主要包括选题、确定研究内容，进行实验设计，实施实验内容、记录结果，统计处理实验结果并进行分析，得出结论。

（一）选题、确定研究内容

研究题目的选择是科研实验的第一要素，关系着实验设计的成败。要求学生首先确定其感兴趣的研究领域，然后阅读大量文献和资料，掌握已知的科学事实和科学理论，对该领域某问题提出理论假设，确立研究课题，从而进一步明确实验研究要达到的目的，即本项研究能解决什么问题（目的），以确定研究内容。确立的研究课题应具有科学性、创新性和可行性等，切忌过大或过于笼统。

1. 科学性　通过查阅相关文献和资料，了解近年来国内外的研究现状，提出问题，建立假说，且此假说应建立在已有的科学理论和实验基础之上，符合科学发展规律。

2. 创新性　要用创新思想去引领实验设计。瞄准学科发展的前沿，发现别人科研工作中的薄弱环节或空白，提出自己的独特见解或是对已有的技术、方法（如某种动物疾病模型）进行有益补充和修改。注重理论与实践相结合，增强基础研究对临床医学的指导意义，即实用性。

3. 可行性　应根据研究者的学术水平、技术水平和现有的实验条件如动物、方法、仪器等，结合自己所掌握的理论知识，合理地进行选题，使实验能够顺利实施，切勿贪大求全。

（二）进行实验设计

实验设计的基本原则包括对照原则、随机化原则、重复原则。

1. 对照原则　设立施加处理的实验组的同时设立不施加处理因素的对照组，实验组与对照组除了处理因素不同外，其他条件相同或接近。常见的对照类型有空白对照、安慰剂对照、实验对照、标准对照和自身对照。

2. 随机化原则　采用随机的方式使每个受试对象都有同等的机会被抽取或分配到试验组和对照组。

3. 重复原则　在相同的实验条件下，进行多次研究或多次观察，以提高实验的可靠性和科学性。

实验设计的基本要素包括处理因素、受试对象、实验效应。

1. 处理因素　由研究目的确定的欲施加或欲观察的、能引起受试对象直接或间接效应的因素。处理因素可以是物理因素如电刺激、温度、射线、手术等，也可以是化学因素如药物、毒物、缺氧等，亦可以是生物因素如细菌、病毒等。

2. 受试对象　即研究对象，处理因素作用的客体，由研究目的确定的研究总体，如人、动物。

3. 实验效应　处理因素作用于受试对象的反应和结局，由观察指标体现。观察指标指在实验观察中用于反映实验对象某些可被研究者或检测仪器感知的特征或现象标志，必须具备客观、灵敏和精确性。

（三）实施实验内容、记录结果

1. 实验对象　基础医学研究多为动物实验，可根据实验需要选择动物的种类、年龄、性别、体重等。

2. 实验分组　设立对照组和实验组，除了处理因素不同外，其他实验条件均应相同。

3. 观察指标 选择客观、准确、可以定量的指标，如一般生命体征（血压、呼吸的变化等），行为学指标（水迷宫实验、悬尾实验等），形态学指标（细胞、组织结构的变化等），免疫学指标（蛋白的表达等）。

4. 观察记录结果 在预实验和正式实验中，认真观察实验中出现的现象，做好原始记录，详细记录实验过程。记录的形式有文字、数字、表格、图形、照片、录像及影片等。原始记录应及时、完整、准确、客观、实事求是。

（四）统计处理实验结果并进行分析，得出结论

选择科学合适的统计方法，对原始数据进行整理和分析，做出准确、客观的结论。

第二节 研究论文的写作

医学研究论文是科研工作的重要组成部分，是以文字的形式体现研究成果。论文写作是从事科研工作的基本要求。

一、论文撰写的基本要求

撰写高质量的论文要求作者具备较强的科研能力和逻辑表达能力，要求作者必须掌握论文写作的基本要求，主要体现在以下几点：

1. 科学性 科学性主要体现在论文的真实性、全面性、逻辑性和成熟性 4 个方面。要求论文必须实事求是、客观地反映真实的结果，不能以偏概全，随意取舍数据。论文需概念明确、结构严谨、论点鲜明、论据充分、论证有力、结论正确、说理透彻，阶段性成果不能进行报道或利用。

2. 创新性 论文的创新性由选题的创新性决定，它是衡量科研论文水平和价值的根本标准，体现在论文所具有的独创性、先进性和新颖性。创新不一定必须是新兴学科，针对学科存在的空白点或不足之处进行开拓，也可以使文章变得精彩。

3. 实用性 论文中应体现该研究的实用价值，即研究意义。应增强基础研究与临床实践的结合，使研究结果能够解决医疗的实际问题。

4. 规范性 医学论文写作逐渐趋于统一化、规范化，有其固定的格式，作者必须熟练掌握，并按要求进行写作。例如，论文所涉及的医学名词、术语、数量、单位等的缩写形式及参考文献的著录格式都要按照公认的规范和标准进行写作。

5. 伦理性 医学论文常涉及被试动物、志愿者和患者，必须注意执行动物保护法，维护志愿者和患者的隐私权，写作时需遵守医学伦理道德。

二、医学论文的写作格式及要求

根据国际通用和我国国家标准的一般规定，医学论文的格式一般分为题目、作者署名、中英文摘要、关键词；前言、材料和方法、结果、讨论、结

论、参考文献等。投稿时，参照期刊的具体要求进行格式的修改。

1. 题目（title） 要求具体确切、简洁精练、醒目有新意，一般不宜超过 20 个汉字或 10 个外文实词。不需要完整的句子，只要能正确表达中心内容即可，不需标点符号。

2. 作者署名（signature） 署名应按贡献大小及承担具体工作的多少依次排列，作者姓名顺序在投稿时确定，在编排过程中不应再作变更。署名旨在表明作者对论文的著作权和出版权，并对论文的科学性和创造性负有责任。署名下方还应标明作者的工作单位全称、所在城市名称及其邮政编码。

3. 中英文摘要（abstract）和关键词（keyword） 摘要是一篇文章的精华所在，起着重要的作用。编审和评阅人员常常首先通过阅读摘要初步对文章做出评价和取舍，所以摘要必须以准确而简洁的语言来表达文章中信息价值最高部分的内容。中文摘要字数要求不超过 300 个字，英文摘要在 250 个实词左右。采用结构式摘要，包括目的（objective）、方法（methods）、结果（results）、结论（conclusions）。

关键词必须能够代表论文的中心内容，一般数量为 3～8 个，中英文一一对应。

4. 前言（introduction） 又称导言、绪论，置于正文之前。前言应包括国内外在该领域的研究现状，即前人的主要工作、理论及最新进展、已解决的问题和尚待解决的问题；还应包括本研究的目的、方法、预期结果和意义。要简明扼要，引人入胜；不要与摘要雷同，尽量避免与正文重复。

5. 材料和方法（materials and methods） 材料和方法用来说明研究工作中所使用的材料、方法、观察的对象及其研究过程。使用材料包括仪器设备（厂家、型号）和药品、试剂（规格、批号、来源）；研究对象包括动物（来源、年龄、性别、体重）和人；使用方法中，若不是自设的方法，可不必详述；反之，则应详细介绍，便于读者重复实验；还要阐明采用的统计学处理方法。

6. 结果（results） 是论文的主体部分，是用文字、图或表的形式将研究、观察、测定所得的原始资料和数据具体而翔实、真实而准确地表现出来。因此，结果应该经过反复审查核对、分析归纳，并进行统计学处理，注意这部分内容应为自己的研究成果，不能引用他人文献，也不要对所得"结果"进行任何分析、说明、解释和评论。

7. 讨论（discussion）和结论（conclusion） 讨论是对结果的理论分析和科学推论，是一篇文章的精华所在，能反映文章的科学性、先进性及学术水平。讨论的内容包括：①阐述研究结果是否能论证假说；②以结果为依据，阐述本研究的新发现、新论点，准确分析研究结果的真正意义，应重点突出，切不可面面俱到，也不可进行没有结果做依托的推论；③对本研究做出恰当评论，措辞应客观谨慎，尽量不用"国内外首次发现""第一次证实了"等文字；④实事求是地说明本研究的缺点和不足，对于新出现的问题应进行分析和解释，提出可能的解决途径。

结论是全文的概括和总结，应客观、准确、简明地回答本研究提出的需解决的问题，一般是 100~200 字。

8. 参考文献（references） 参考文献置于正文结束后，用来说明论文中所涉及的方法或论点的出处，说明论文结果的可靠性，也可以反映作者对该研究领域前沿动态的掌握情况。例如，期刊论文参考文献的格式：[序号] 著者.题名[文献类型标志].刊名，出版年，卷（期）：起-止页码.

例 1：[1]许静，刘志安，高殿帅. FTY720 通过激活 CaMKK/Akt 通路减轻全脑缺血再灌注损伤. 中风与神经疾病杂志，2012，29（12）：1070-1072.

例 2：[1]Deshmukh A，Kumar G，Pant S，*et al*. Prevalence of Takotsubo cardiomyopathy in the United States. American Heart Journal，2012，164：66-71.

第三节 参考实验设计案例

实例一 左旋精氨酸通过激活 L-arg-NO 通路对异丙肾上腺素致大鼠心力衰竭的作用

学生：李伟建，方达，梁利军

指导教师：桑黎黎

心力衰竭（heart failure，HF）是一种常见的临床心血管综合征。它主要是由心肌、心内膜或大血管、心包膜异常引起的，而大多数情况下，心力衰竭的发生都与心肌细胞的功能损害有关。一氧化氮（NO）是多种细胞均可以产生的自由基，在全身各处分布广泛。作为 NO 前体的左旋精氨酸（L-arginine，L-arg）可通过增加心肌组织能量代谢、拮抗氧自由基、增加冠状动脉血流量和抑制中性粒细胞聚集等对心血管系统发挥保护作用。已有研究证明，提供外源性的 L-arg 可以拮抗脂质过氧化，减轻心脏缺血-再灌注损伤；改变心脏移植物血管病变，保持内皮功能，抑制平滑肌细胞增殖；降低血脂胆固醇，阻止动脉粥样硬化斑块进展，减少高胆固醇血症和冠心病心绞痛的发生；对血压调节，高血压治疗等方面的效果都较为肯定，在临床上应用广泛。然而目前国内外对于 L-arg 治疗心力衰竭的研究报道甚少，本实验主要目的是研究 L-arg 干预对心力衰竭心肌细胞功能的影响及 L-arg-NO 通路的作用，探讨 L-arg 对心力衰竭心肌的作用，从而为 L-arg 的临床应用提供理论基础。

【目的】

探究左旋精氨酸通过激活 L-arg-NO 通路对异丙肾上腺素导致的大鼠心力衰竭的保护作用。

【材料】

1. 实验动物 雄性 SD（Spargue -Dawly）大鼠，体重（220±20）g，由徐州医科大学实验动物中心提供。健康，每 6 只分笼饲养，标准啮齿类动物饲料喂养，自由进食饮水。

2. 实验药品及试剂 ①药品：左旋精氨酸、异丙肾上腺素（ISO）；②试剂：超氧化物歧化酶、一氧化氮、一氧化氮合酶，肿瘤坏死因子-α（TNF-α）检测试剂盒。

3. 实验仪器 Power Lab 数据采集分析系统（澳大利亚 AD Instruments 公司生产）；电子天平；可见光分光光度计；128ce 型酶标仪（澳大利亚 Clinibio 公司生产）；台式高速冷冻离心机（德国 Heraeus 公司生产）。

【方法】

1. 实验分组与心力衰竭模型制作 雄性 SD 大鼠 24 只大鼠随机分为三组：对照组、异丙肾上腺素组（ISO 组）和左旋精氨酸干预组（L-arg 干预组），每组 8 只。①对照组：大鼠腹腔注射生理盐水每次 3ml/kg，早、晚各一次；第二次腹腔注射生理盐水后灌胃 1ml/（kg·d）蒸馏水。②ISO 组：大鼠腹腔注射异丙肾上腺素每次 3ml/kg，2 次/天，早、晚各一次，第二次腹腔注射异丙肾上腺素后灌胃 1ml/（kg·d）蒸馏水。③L-arg 干预组：大鼠腹腔注射异丙肾上腺素每次 3ml/kg，2 次/天，早、晚各一次，第二次腹腔注射异丙肾上腺素后灌胃左旋精氨酸 250mg/（kg·d）。以上操作每天一次，各组腹腔注射 10 天，灌胃 30 天后实验。

2. 左室血流动力学监测 灌胃 30 天后的次日，将各组大鼠称重、麻醉、固定，颈部剪毛备皮。取颈正中纵行切开，经颈总动脉将连有压力换能器的充满肝素的导管插入左心室。压力信号由压力换能器转变为电信号输入 Power Lab 生物信号采集系统，Chart 7.0 软件记录心率（HR）、左室收缩压（LVSP）、左室舒张末压（LVEDP）、左室内压上升或下降的最大变化速率（$\pm d_{\mathrm{p}}/d_{t\max}$）。各组大鼠监测 30min，监测完成后颈总动脉取血 2ml，3000r/min，4℃，离心 15min，取上层血清-20℃保存备用。

3. 心肺系数测定 取血完成后立即开胸，摘取大鼠心脏和肺在冰生理盐水中漂洗，直至生理盐水变清，滤纸拭干，用电子天平称重大鼠心脏和肺并记录数值，计算各组大鼠心肺系数[心重（mg）/体重（g），肺重（mg）/体重（g）]。

4. 血清 TNF-α、SOD、NO 和 NOS 的检测 取已保存的上层血清，按试剂盒说明书检测 TNF-α、SOD、NO 和 NOS 含量。

5. HE 染色方法 切取左心室大部分组织，置于 10%的甲醛溶液中固定，脱水，石蜡包埋，4μm 切片。染色时，提前将切片置于 60℃培养箱中加热过夜，后行脱蜡 HE 染色并进行显微镜下观察。

6. Masson 染色和心肌胶原纤维容积分数测定 在显微镜 100 倍下对经

Masson 染色后的心肌组织切片进行观察发现，胶原纤维与细胞核呈现蓝色，心肌细胞胞质呈现红色。将 Masson 染色切片在显微镜 400 倍下随意选择 4 个视野，胶原聚集的血管边界区域不包括在内，用 Image-Pro Plus 6.0 图像分析系统可以直接算出胶原纤维容积分数。

7. 统计学数据处理　采用 GraphPad Prism 5.01 统计软件分析，计量资料均采用均数±标准误（$\bar{x} \pm S$）表示，两组间比较采用 t 检验，多组间比较采用单因素方差分析。$P < 0.05$ 表示差异有统计学意义。

实例二　异槲皮素对大鼠心肌缺血再灌注损伤的保护作用及其机制

学生：顾思逸，茆晓妍，毛帅

指导教师：赵璐，许静

冠状动脉再通术、先天性心脏病等心血管疾病的手术治疗往往会造成患者心肌缺血再灌注损伤（MIRI）。目前，MIRI 的主要机制有自由基的损伤、细胞内钙超载、白细胞的浸润和细胞凋亡。本实验设计结合异槲皮素（isoquercitrin）的生物活性，从清除自由基角度出发，寻找新的药物。文献表明异槲皮素为黄酮类药物，具有清除自由基、抗氧化、抗炎作用；异槲皮素清除自由基能力强于槲皮素、柚皮苷等一系列已知对缺血再灌注损伤有保护作用的黄酮类药物；而目前研究异槲皮素对缺血再灌注损伤的保护作用的文献极少，研究异槲皮素对 MIRI 的影响。探讨异槲皮素是否对心肌缺血再灌注损伤的保护作用就是本实验的创新性之一；此外，我们采用多种方法、多个角度探讨异槲皮素对心肌缺血再灌注的保护作用及机制。

【目的】

研究异槲皮素对大鼠心肌缺血再灌注损伤（MIRI）的保护作用及机制。

【材料】

1. 实验动物　健康雄性 SD 大鼠 40 只（由徐州医科大学实验动物中心提供），体质量 250～300g。分成 5 组，每组 8 只。

2. 实验药品及试剂　①药品：异槲皮素、羧甲基纤维素钠（CMC-Na）；②试剂：超氧化物歧化酶（SOD）检测试剂盒，血清丙二醛（MDA）检测试剂盒，TUNEL 试剂盒，2，3，5-三苯基氯化四氮唑（TTC），氯化硝基四氮唑蓝（NBT），BCA 蛋白测定试剂盒，ERK、JNK、P38、p-ERK、p-JNK、p-P38、Bcl-2、Bax 抗体。

3. 实验仪器　MODEL 683 动物呼吸机，Power Lab Systems 心电记录仪，人工呼吸机，石蜡切片机，高速冰冻离心机，光学显微镜，低温冰箱，UV-7501 紫外分光光度计，BL-420 生物信号采集与处理系统，ELx．800 型酶标仪，Odyssey Sa 双色红外激光成像系统。

【方法】

1. 实验分组与模型制作 将 40 只大鼠随机分为假手术组，心肌缺血再灌注损伤模型组，异槲皮素低、中、高剂量预处理组（25mg/kg、50mg/kg、100mg/kg），每组 8 只。假手术组和模型组灌胃 CMC-Na（10ml/kg）。异槲皮素用 CMC-Na 混悬，在缺血再灌注前 7 天通过灌胃给相同体积的药每 24h 一次。制作缺血再灌注模型：观察心电图变化，ST 段抬高为结扎成功，结扎线以下心肌组织颜色变暗表示造模成功。45min 后拔出塑料管，使冠状动脉血流再通，再灌时局部组织充血。

2. 左室血流动力学监测 BL-420 生物信号采集与处理系统——心率（HR）、收缩压（SP）、舒张压（DP）、平均动脉压（AP）、左心室收缩压（LVSP）、左心室舒张压（LVDP）、左室舒张末期压（LVEDP）、左心室压变化速率最大值（$\pm$dp/dtmax）等血流动力学指标。

3. 血清 AST、CK、LDH 活性测定 全自动生化分析仪测定血清 AST、CK、LDH 活性。

4. 血清 SOD 活性和 MDA 的检测 取已保存的上层血清，按试剂盒说明书检测血清 SOD 活性和 MDA 含量。

5. 测定心肌梗死面积 TTC 法。

6. 心肌凋亡指数（AI） 石蜡切片，HE 染色，TUNEL 法。

7. 蛋白测定 Western blot 检测 ERK、JNK、P38MAPK、Bcl-2、Bax 表达及 ERK、JNK、P38MAPK 磷酸化水平。

8. 统计学数据处理 统计学方法采用 SPSS13.0 统计软件。计量资料以表格形式展示，组间比较采用单因素方差分析。$P<0.05$ 为差异有统计学意义。

实例三 正丁酸钠对大鼠肠道缺血再灌注损伤保护机制的探讨

学生：张强，葛长青，姚露露，倪瑞婷

指导教师：王影，郝艳玲

肠缺血再灌注损伤是外科实践中常见的组织器官损伤之一，在严重感染、创伤、休克、心肺功能不全等疾病的病理演变过程中起重要作用。早在 20 世纪 50 年代 Lillehei 就提出小肠是休克向不可逆发展的关键器官。

近年来许多研究表明心肌缺血再灌注（IR）不仅可以引起消化道局部的组织损害，还可以导致肠内细菌和毒素移位到体循环，引起网状内皮系统发生系列反应，进而导致大量相关介质及细胞因子的释放，甚至发生多系统器官功能不全综合征。因此，近年来越来越受到重视，其发生发展机制及防治措施的研究也成为外科领域的重点课题之一。

正丁酸钠是一种新型的动物饲料添加剂，而在分子水平上，正丁酸钠在诱导肿瘤细胞凋亡、抑制迁移率族蛋白-1（HMGB-1）表达等方面日益成为国内外研究的重点。

【目的】

初步观察并探究正丁酸钠对肠道缺血再灌注损伤的保护机制，为肠道缺血再灌注的预防和治疗提供新的突破口。

【材料】

1. 实验动物 清洁级雄性 SD 大鼠（由徐州医科大学实验动物中心提供），体重（250±20）g，随机分成五组：假手术组、模型组、预处理组、治疗 A 组、治疗 B 组。每组 8 只，共 40 只。

2. 实验药品及试剂 生理盐水（NS）、戊巴比妥钠、正丁酸钠、乙醇。

3. 实验仪器 外科手术器械、动脉夹、ELISA 试剂盒、电泳仪、EP 管。

【方法】

1. 实验分组与模型制作

（1）实验分组：假手术组（S 组），开腹并保持 180min；模型组（IR 组），造模前 10min 时经阴茎背静脉给生理盐水 4ml/kg；预处理组（T 组），正丁酸钠造模前 10min 时给药；治疗 A 组（A 组），正丁酸钠于缺血后再灌注前 10min 时给药；治疗 B 组（B 组），正丁酸钠于缺血再灌注后 10min 时给药。

（2）模型制作：实验前禁食 12h，术前腹腔注射 1%戊巴比妥钠 50mg/kg 麻醉，于大鼠上腹部行正中切口，钝性分离并夹闭肠系膜上动脉 60min，成功的标志为肠管立即收缩、肠壁变苍白、肠系膜上动脉搏动消失，开放动脉夹复灌 120min 后取材。术中始终给予大鼠保温灯照射，防止体温过低发生。各处理组按照上述处理方法给药。

2. 样本采集 腹主动脉采血，静置 1h，离心 10min（3000r/min）后分离血清，置于−20℃保存备用。取距幽门部 10cm 的 1 段近端空肠，距回盲部 10cm 的 1 段远端回肠，各约 2cm，置入 10 倍体积 4%甲醛中固定，切片 HE 染色后备用。

3. 血液学指标 ELISA 法检测血清 HMGB-1、TNF-a；生化检测仪检测血浆内毒素。

4. 形态学指标 肠道黏膜结构及肠道通透性：光镜下观察充血、坏死等；肠道形态学检测：制作病理切片观察黏膜厚度和绒毛高度。

Chiu 评分法评价肠黏膜损伤程度，评分高，表明损伤严重。

5. 统计学数据处理 统计学方法采用 SPSS13.0 统计软件。计量资料以表格形式展示，组间比较采用单因素方差分析。$P<0.05$ 为差异有统计学意义。

（桑黎黎）

第五章 实验数据的统计与分析

医学生应能初步正确地应用统计学方法，对机能学实验样本进行分析、比较、概括，排除实验中偶然因素的干扰，依据概率通过逻辑推理做出结论，从而能够从实验数据中提取到准确反映研究对象内在本质的信息。

第一节 医学机能学实验数据分类及整理

一、实验数据分类

实验数据的性质、类别和精度不同，其度量方式亦不同。机能学实验数据一般分为计量资料、计数资料与等级资料三大类。

（一）计量资料

以定量方法表达每个观察单位的某项指标的数值大小即是计量资料，又称为定量资料，其变量值是定量的，表现为数值大小。计量资料在度量时应采用国际标准单位和恰当的精度，如动物的体重（kg），药物浓度（mol/L）、血压（mmHg）等。

（二）计数资料

将观察单位按某种属性或类别分组计数，分组汇总各组观察单位数后而得到的资料，称为计数资料，又称为定性资料。其变量值是定性的，表现为互不相容的属性或类别，如实验结果阳性和阴性。在观察蛙心期前收缩与代偿间歇实验中，以牛蛙为观察单位，结果可归纳为出现期前收缩与代偿间歇及未出现期前收缩与代偿间歇，分组计数这两类。

（三）等级资料

等级资料又称为半定量资料，以等级表达每个观察单位的某项观察指标，其变量值具有半定量性质，表现为等级大小或属性程度。例如，在家兔失血性休克的抢救与治疗实验中，观察某药物对失血性家兔的治疗效果，以家兔为观察单位，结果可以分为治愈、显效、好转、无效四级。

二、实验数据的整理与分析

实验过程中原始记录即为原始资料，因其杂乱无章需要整理和分析，即通过科学的分组和归纳，使原始资料系统化、条理化，便于进一步计算统计指标和分析，其过程是：首先对原始资料进行准确性及完整性审查。因为意外原因造成实验数据的缺失（如动物麻醉死亡、标本破坏等），应及时补充缺失的数据；其次按照"同质者合并，非同质者分开"的原则对资料进行质量分组，并在同质基础上根据数值大小进行数量分组；最后汇总归纳。

实验数据的分析就是根据研究目的和统计整理的结果，进一步计算相应的指标。就同一资料而言，定量指标一般优于定性资料，再运用恰当的统计方法进行分析对比，反映数据的综合特征，依据相应的专业知识做出专业性的结论。

三、统计分析的几个基本概念

（一）总体与样本

总体是指根据研究目的而确定的同质研究对象的某项观察指标的全体；样本是指从研究总体中随机抽取具有代表性的部分观察指标，是总体中有代表性的一部分。

例如，要调查某年某地区 50 岁以上健康男性的血压水平，那么该地区全部 50 岁以上健康男性就是一个总体。我们从中随机抽取 100 名进行血压测量，这 100 名 50 岁以上健康男性就称为样本。通过这 100 名 50 岁以上健康男性的收缩压和舒张压，运用统计方法就可以估计该地区全部 50 岁以上健康男性的血压水平。

（二）误差

误差即测得值与真值之差，以及样本指标与总体指标之差，主要有下列两种。

1. 系统误差　仪器不准、标准试剂未经校正、实验者掌握标准值偏高或偏低等原因可使观察结果成倾向性的偏大或偏小，此称为系统误差。系统误差影响原始资料的准确性。

2. 抽样误差　由抽样引起的样本统计量与总体参数间的差异，称为抽样误差。即使消除了系统误差，并把随机测量误差控制在允许范围内，样本平均数与总体平均数间仍可能有差异，这是由个体差异造成的，这在抽样研究中是不可避免的。在抽样过程中为了避免误差和偏倚对研究结果的影响，使样本能够充分反映总体的情况，必须遵循"随机化"的原则，使每个研究对象被抽取的机会完全均等。

（三）概率

概率是描述随机事件发生可能性大小的一个度量。常用符号"P"来表示概率。概率 P 的数值波动介于 0 与 1 之间。某一事件必然不发生，则该事件发生的概率为 0；某一事件必然发生，则该事件发生的概率为 1。某事件发生的概率越接近 0，表示该事件发生的可能性越小；概率越接近 1，表示事件发生的可能性越大。习惯上将 $P \leqslant 0.05$ 称为小概率事件，其含义为在一次实验中该事件发生的可能性很小。"小概率"的标准 α 是人为规定的，对于可能引起严重后果的事件，如术中大出血等，可规定 $\alpha = 0.01$，甚至更小。

第二节 实验数据的统计分析

不同类型和性质的实验数据资料应选用不同的统计分析方法，每一种统计方法都有其特定的使用条件。选择恰当的统计学方法可以高效率利用实验资料信息，减少误差。机能学的实验设计以单因素设计或是简单的双因素设计为主，针对这一特点下面简单介绍几种常用的统计学方法。例如，对计量资料的分析用 t 检验、方差分析等；对计数资料的分析用 χ^2 检验；原始数据用等级表示的资料用秩相关；分析变量间的关系常用直线回归与相关等。

一、计量资料的统计处理方法

（一）t 检验

t 检验是定量资料分析中最为常用的方法，在医学研究中，由于实验条件和研究对象的限制，很多研究的样本容量较小，因此常采用小样本平均数的 t 检验。进行 t 检验分析时其资料要有代表性和可比性，原始数据应满足三个条件：独立性、正态性、方差齐性。而对于样本数足够大时可采用 u 检验（请参阅有关统计学书籍）。而对于单因素样本（组数 $k>3$）或两个及两个以上因素的实验数据则必须采用 F 检验。

1. 样本均数与总体均数的比较 推断样本即样本是否来自总体的部分，所代表的未知总体均数（μ）与已知总体均数（μ_0）有无差别。解决这类问题应采用 t 检验，其一般步骤如下：

（1）建立检验假设

无效假设为 $H_0 : \mu = \mu_0$

备择假设为 $H_1 : \mu \neq \mu_0$（若为单侧概率则 $\mu > \mu_0$ 为或 $\mu < \mu_0$）

（2）确定检验水准 α（确定最大允许误差）。设定检验的目的是确定拒绝 H_0 假设时的最大允许误差。医学研究中检验水准 α 常取 0.05。

（3）计算检验统计量

$$t = \frac{\bar{x} - \mu_0}{S_{\bar{x}}} \qquad v = n-1$$

其中：$\bar{x}$，样本均数；$S_{\bar{x}} = S/\sqrt{n}$，样本标准误；n，样本含量；v，自由度。

（4）计算概率 P 值（与统计量对应的概率）：根据计算出的 t 值，按自由度 $v = n-1$ 可查 t 界值表，获得 t 分布的双侧概率（有时为单侧概率）P 值，判断小概率事件是否发生来决定是否拒绝 H_0。

（5）下结论，做出统计推断

若 $P \leq \alpha$，拒绝 H_0，接受 H_1，差异有统计学意义。

若 $P > \alpha$，不拒绝 H_0，差异无统计学意义。

2. 配对设计的均数比较 配对设计有两种情况：自身配对和异体配对。自身配对是指同一对象接受两种处理，如同一患者接受两种处理方法。异体配对是指将条件相近的实验对象配对并分别给予两种处理。首先要求出各对差值（d）的均数（$\bar{d}$），理论上，若两组处理无差别时，差值 d 的总体均数 μ_d 应为 0。所以对于配对设计的均数比较可看成是样本均数（$\bar{d}$）与总体均数（$\mu_d = 0$）的比较。按下式计算检验统计量 t 值。

$$t = \frac{\bar{d}-0}{S_{\bar{d}}} = \frac{\bar{d}-0}{S_d/\sqrt{n}}$$

其中：$\bar{d}$，差值的均数；$S_{\bar{d}}$，差值的标准误；S_d，差值的标准差；n，对子数。

统计分析步骤如上类似，首先建立假设检验，确定检验水准。

无效假设 H_0：两种方法检验结果相同，即 $\mu_d = 0$。

备择假设 H_1：两种方法检验结果不同，即 $\mu_d \neq 0$。

检验水准 $\alpha = 0.05$。

计算统计量确定 P 值，做出统计推断。

根据计算出的 t 值，按自由度可查 t 界值表，推断差异有无统计学意义，两种方法检验结果是否不同。

3. 两样本均数的比较　有些实验设计既不能自身配对，又不能异体配对，只能把独立的两组相互比较，如对照组与药物处理组。目的是推断两样本均数 $\bar{x}_1$ 和 $\bar{x}_2$ 分别代表的两总体均数 μ_1 和 μ_2 有无差别。若 n_1 和 n_2 较小且两总体方差相等时，t 检验公式为

$$t = \frac{\bar{x}_1 - \bar{x}_2}{S_{\bar{x}_1 - \bar{x}_2}} = \frac{\bar{x}_1 - \bar{x}_2}{\sqrt{S_c^2\left(\frac{1}{n_1} + \frac{1}{n_2}\right)}} = \frac{\bar{x}_1 - \bar{x}_2}{\sqrt{\frac{S_1^2(n_1-1) + S_2^2(n_2-1)}{n_1 + n_2 - 2}\left(\frac{1}{n_1} + \frac{1}{n_2}\right)}}$$

其中：$S_{\bar{x}_1 - \bar{x}_2}$，两样本均数之差的标准误；$S_c^2$，合并方差（当 $\sigma_1^2 = \sigma_2^2$ 时，可将两方差合并，估计出其共同方差）；S_1^2 和 S_2^2，分别为两样本的方差；$n_1 + n_2 - 2$，为两样本自由度的合计。

两样本均数比较时，若两组样本含量都很大（$\mu > 50$），可用 u 检验。

（二）单因素方差分析

方差分析是进行多个均数比较的常用方法之一，检验两个或两个以上样本均数间差别有无统计学意义的方法，又称为 F 检验、变异数分析。它不受组数的限制，可同时分析多个因素间的作用，可分析因素间的交叉作用。方差分析有单因素方差分析和多因素方差分析，机能学实验数据常用单因素方差分析。例如，观察多种因素对家兔尿生成影响的实验数据即可采用此统计方法。

单因素方差分析（按单因素分组的多个样本均数的比较）的数据结构如表 5-1 所示。

表 5-1　单因素方差分析的数据结构

处理分组	观察值	组均值	样本含量
	$x_{ij}(i=1,2\cdots,k,j=1,2,\cdots,n)$		
1	$x_{11},x_{12},\cdots,x_{1n1}$	$\overline{x}_1$	n_1
2	$x_{21},x_{22},\cdots,x_{2n2}$	$\overline{x}_2$	n_2
…	…	…	…
…	…	…	…
…	…	…	…
K	$xk1,xk2,\cdots,xknk$	$\overline{x}_k$	n_k
合计	$\sum x_{ij}$	$\overline{x}$	N

分析步骤如下：

1. 分解离均差平方和

总变异=组间变异+组内变异（ $SS_{总}=SS_{组间}+SS_{组内}$ ）

其中， $SS=\sum(x-\overline{x})^2$ ，为离均差平方和。

2. 分解自由度，计算均方

$$v_{总}=v_{组间}+v_{组内} \qquad v_{总}=n-1 \qquad v_{组间}=k-1 \qquad v_{组内}=n-k$$

$$SS_{总}/v_{总}=MS_{总} \qquad SS_{组间}/v_{组间}=MS_{组间} \qquad SS_{组内}/v_{组内}=MS_{组内}$$

其中， v 为自由度， n 为总例数， k 为组数， MS 为均方。

公式为

$$SS_{总}=\sum_{i=1}^{k}\sum_{j=1}^{n_j}(x_{ij}-\overline{x})^2=\sum x^2-\frac{(\sum x)^2}{n}$$

令 $\dfrac{(\sum x)^2}{n}=C$ ，称为校正数。则上式简略为：

$$SS_{总}=\sum x^2-C$$

$$SS_{组间}=\sum_{i=1}^{k}ni(\overline{x}_i-\overline{x})^2=\sum_{i=1}^{k}\frac{(\sum_{j-1}^{n_j}x_{ij})^2}{n_i}-C$$

$$SS_{总}=SS_{组间}+SS_{组内}$$

3. F 检验

$$F=\frac{MS_{组间}}{MS_{组内}}$$

二、计数资料的统计处理方法

样本率与总体率的比较可用 χ^2 检验，它是一种应用范围较广的显著性检验方法，常用来检验两个或两个以上样本率或构成比之间差别的显著性，用以说明两类属性现象之间是否存在一定的关系。例如，观察甲、乙两种药对家兔正常血压的影响，观察两种药物疗效有无差别即可采用此统计方法。

（一）四格表资料的 χ^2 检验

1. 四格表资料的基本形式

a	b
c	d

2. 四格表专用公式

$$\chi^2 = \frac{(ab-bc)^2 n}{(a+b)(c+d)(a+c)(b+d)}$$

$$\nu = （行数-1）（列数-1）$$

3. 四格表校正 χ^2 值的计算

（1）当 $n>40$，且 T≥5 时，用上述四格表专用公式。

（2）当 $n≥40$，且有 1≤T<5 时，用连续性校正 χ^2 值：

$$\chi^2 = \frac{\left(|ad-bc|-\dfrac{n}{2}\right)^2 n}{(a+b)(c+d)(a+c)(b+d)}$$

（3）当 $n<40$，或有 T<1 时，不能用 χ^2 检验，应当用四格表的确切概率法（可参考有关统计学书籍）。

其中，T 为理论频数，$T_{RC}=n_R n_C/n$（T_{RC} 为第 R 行第 C 列格子的理论频数）。

（二）行×列表（R×C 表）资料的 χ^2 检验

四格表是行列表中最简单的形式，即 2×2 表，在此将介绍 R 或 C>2 的 R×C 表中的 χ^2 检验。

$$\chi^2 = n\left(\sum \frac{A^2}{n_R n_C} - 1\right)$$

其中，A 为实际数，n 为总例数，n_R、n_C 分别为与某格子实际数（A）同行、同列的合计数。

自由度 ν =（行数-1）（列数-1）

三、等级资料的统计处理方法

在医学科学研究中，常要分析变量间的关系，如年龄与血压、吸烟与肺癌、药物剂量与动物死亡率等，回归与相关就是研究这种关系的统计方法。下面只介绍回归与相关中最简单、最基本的两个变量间呈直线关系的分析方法。

直线回归是用直线回归方程表示两个数量变量间依存关系的统计分析方法，属双变量分析的范畴。如果某一个变量随着另一个变量的变化而变化，并且它们的变化在直角坐标系中呈直线趋势，就可以用一个直线方程来定量地描述它们之间的数量依存关系，这就是直线回归分析。直线相关分析是描述两变量间是否有直线关系及直线关系的方向和密切程度的分析方法。实际工作中有

时并不要求由 X 估计 Y（或者先不考虑这个问题），而关心的是两个变量间是否确有直线相关关系，如有直线相关关系，那么它们之间的关系是正相关，还是负相关及相关程度如何？此时可应用相关分析。具体统计步骤可参考相关医学统计学方面的书籍。

总之，医学生在实验过程中要掌握调查设计和实验设计的原则，以实事求是、严谨的科学态度对待原始资料，运用逻辑思维方法掌握统计学的基本知识、基本技能、基本概念和基本方法，培养收集、整理、分析统计资料的系统工作能力，以便更好地进一步开展科研工作。

（许　静）

第六章　VBL-100 医学机能学虚拟实验系统

第一节　概　　述

VBL-100 医学机能虚拟实验系统采用计算机虚拟仿真与网络技术，运用客户/服务器的构架模式，涵盖多个机能学实验的模拟仿真，由于模拟仿真实验无须实验动物，无须实验准备即可帮助学生理解实验的操作步骤及实验效果，可以作为机能学实验教学的一个有益补充。对教师而言起到辅助教学的作用，对学生而言，则起到知识的预习、熟悉及强化的作用。该系统由动物简介、基础知识、实验录像、模拟实验、实验考核等部分组成，结构完整、内容丰富。

在虚拟实验室内，教师可以通过投影仪对一些实验的原理和操作步骤进行讲解，学生则可以根据自己对知识掌握的需要进行选择性的学习。虚拟仿真实验室的建立也可对学校机能实验教学工作起到宣传的作用。

一、总体结构

系统采用服务器/客户机的模式，服务器上主要用于存放素材和进行数据库管理，而客户机则主要用于对素材的表达（图 6-1）。

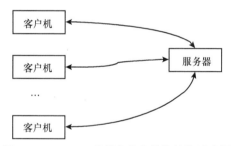

图 6-1　VBL-100 虚拟实验室总体结构示意图

二、客户机结构

客户机用于用户使用该系统进行学习，是用户直接与这套系统打交道的接口，客户机本身相当于一个浏览器，请求并解释从服务器得到的数据（图 6-2）。

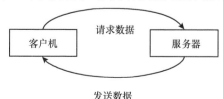

图 6-2　VBL-100 虚拟实验室客户结构示意图

三、服务器结构

服务器作为虚拟实验系统的数据源，起到提供数据和修改数据两方面的工作（图 6-3）。

1. 提供数据 包括接受客户机的请求，然后从数据库中查找数据，并得到数据或数据的详细位置，然后将数据分发给请求的客户机。

2. 修改数据 包括修改数据、添加数据和检查数据 3 个部分的内容，服务器上提供修改数据的界面，我们可以对数据的内容，访问路径进行修改；添加数据用于添加新的实验内容或数据；检查数据根据数据库的信息检查资源的可用性。

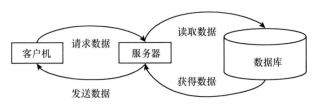

图 6-3 VBL-100 虚拟实验室服务器结构示意图

四、软件流程图

软件流程图见图 6-4。

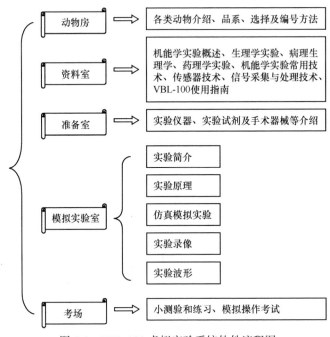

图 6-4 VBL-100 虚拟实验系统软件流程图

第二节　系统的使用

一、进入及退出系统

用鼠标双击桌面"VBL-100 医学机能虚拟实验室"按钮进入该系统的主界面，鼠标单击"进入系统"按钮进入虚拟实验大厅，鼠标单击"返回上页"按钮可以返回到上一级菜单，鼠标单击"返回首页"按钮可以回到大厅界面，鼠标单击"退出系统"按钮可以退出本系统。

二、动物房

动物房通过生动的动物形象及简洁的文字介绍了各种实验动物的生物学特性、一般生理常数及在生物科学研究中的应用，另外这部分还包括了实验动物的编号、选择及实验动物的品系等知识。

鼠标单击实验大厅中的 "动物房"实验室标牌，进入动物房内，动物房内有实验动物的选择及编号、实验动物的品系及每种动物的介绍等内容，鼠标单击墙上的"选择及编号"表格后，进入该部分内容的菜单界面，鼠标单击菜单中任一条目即可查看相应的介绍，鼠标单击墙上的"品系及分类"记录本即可进入该部分内容的菜单界面，鼠标单击菜单中任一条目即可查看相应的介绍，鼠标单击相应动物即可进入该动物的介绍，如鼠标单击"金黄地鼠"可查看其生物学特性、生理常数及应用。

三、资料室

在资料室内可以阅读书架上的书本，也可观看实验操作的录像，桌上的实验报告也可以查看。书本知识的介绍主要包括多种基本实验操作的讲解及信号采集与处理技术、传感器技术、生理学实验、病理生理学实验、药理学实验等基础知识的介绍。实验录像部分包括了气管插管、颈动脉插管、颈部神经分离等颈部手术，输尿管插管、肠系膜微循环标本制备等腹部手术的演示。实验报告部分通过一张模拟仿真的实验报告呈现了实验报告的内容，学生可以通过鼠标单击相应项目查看撰写要求。在实验大厅，鼠标单击"资料室"的实验室标牌，进入资料室，书架上每本书都有相应的丰富内容，包括《机能学实验概述》《机能学实验常用技术》《传感器技术》《信号采集与处理技术》《生理学实验》《病理生理学实验》《药理学实验》《VBL-100 使用指南》等书。

鼠标单击"《机能学实验常用技术》"，进入该书内容，包括多种基本实验技术和常用局部手术的文字、图示及操作视频的演示；鼠标单击"《生理学实验》"，进入该书内容，包括多项生理学实验的详细介绍；鼠标单击"《传感器技术》"，进入该书内容，包括传感器技术的基本原理及多种医学实验用传感器的详细介绍；鼠标单击"《病理生理学实验》"，进入该书内容，包括多项病理生理学实验的详细介绍；鼠标单击"《机能学实验概述》"，进入该书内容，该书主要对机能学实验的教学目的、实验方法、研究范围等进行了详细介绍；鼠标单击"《VBL-100 使用指南》"，进入该书内容，该书主要对 VBL-100 医学机能学虚拟实验系统的结构、组成及使用等方面进行了详细的介绍；鼠标单击"《信号采集与处理技术》"，进入该书内容，该书主要对信号采集与处理技术的历史、现状、原理、分类等进行了详尽的介绍；鼠标单击"《药理学实验》"，进入该书内容，包括多项药理学实验的详细介绍；鼠标单击图中液晶电视屏幕，可观看基本实验操作技术的录像；鼠标单击桌上的实验报告可以查看实验报告内容；鼠标单击实验报告各部分可查看该部分的撰写要求。

四、准备室

准备室内有一个物品柜，用于存放实验仪器、实验试剂及手术器械，用户可以通过鼠标单击观看相应实验素材的文字、图片及三维模型介绍，如同身处真实的实验室中一般。

手术器械部分以文字图片及三维的形式演示了各种常用手术器械、蛙类手术器械、哺乳类手术器械的特点及使用方法。

实验试剂部分主要包括常用生理溶液、常用抗凝剂和常用麻醉剂的介绍。

实验仪器部分主要介绍了 BL-420F 生物机能实验系统、BI-2000 医学图像分析系统、HW-1000 超级恒温水浴系统、GL-2 离体心脏灌流系统、HX-300S 动物呼吸机、PV-200 足趾容积测量仪等仪器的原理及使用方法，包括软件界面的详细操作步骤，可以鼠标单击需要了解的按钮查看其功能介绍。

在实验大厅鼠标单击"准备室"的实验室标牌进入该实验室，鼠标单击"仪器介绍"进入该部分内容的菜单，查看的内容有生理学仪器、药理学仪器及其他仪器；鼠标单击"试剂介绍"进入该部分内容的菜单，查看的内容有常用生理溶液、常用麻醉剂及常用抗凝剂；鼠标单击"器械介绍"进入该部分内容的菜单，查看的内容有常用手术器械、蛙类手术器械、哺乳类手术器械，每种器械都包括文字、图片和三维模型的介绍。

五、考试室

考试室主要通过大量的机能学试题考查学生课后的知识掌握能力，学生可以在机房上机进行自测，系统自动生成测试结果及分数；教师还可以添加试题以充实题库内容，并可以灵活设置试卷格式及题型，系统自动生成考卷，可以节约大量人力、物力及时间资源。

在实验大厅，用鼠标单击"考场"，进入该实验室，在考场内，用鼠标单击考桌上的考卷，即进入考试菜单，菜单内有多套试题可供选择，选择一套试题开始考试，考试过程中，当选择答案错误时系统会提示"错误"，而当选择到正确的答案后会显示对正确答案的解释。

六、模拟实验室

模拟实验部分涵盖了生理学、病理生理学、药理学、人体实验等 50 多个实验模块，以系统、专业的机能学知识为基础，辅以各种多媒体表现手段。学生可以逐步用鼠标单击相应的实验素材模拟实验操作过程，操作过程中穿插对药物及操作的考核。实验结果的演示也是在学生进行相应操作后呈现，如给予不同频率电刺激后骨骼肌出现的完全强直性收缩与不完全强直性收缩波形，动脉血压调节实验中给予肾上腺素后血压的波形上升等。学生在实验模拟过程中如果需要查看药物剂量或者忘记手术操作步骤可以适时用鼠标单击观看演示及录像。

生理学实验主要包括神经-肌肉电生理实验、心血管系统实验、呼吸系统实验、泌尿系统实验、血液系统实验、消化道系统实验等部分。涵盖的实验项目有刺激强度与反应的关系、刺激频率与反应的关系、神经干动作电位的引导、神经干不应期的测定、兔大脑皮质诱发电位、离体心肌细胞动作电位、兔减压神经放电、期前收缩与代偿间歇、心电图的描记、兔动脉血压调节、离体蛙心灌流、膈肌电活动与呼吸运动、呼吸运动调节、吗啡对家兔呼吸的抑制作用、影响尿生成的因素、ABO 血型鉴定、离体肠肌运动等。

药理学实验主要包括学习记忆类药物、镇静类药物、抗焦虑类药物、抗抑郁类药物、镇痛类药物、抗炎类药物、抗疲劳类药物、心血管类药物、药物的安全性试验等几大部分。涵盖的实验项目有药物对动物学习记忆的影响（八臂迷宫法、避暗法）、药物的镇静作用实验、药物的抗焦虑作用实验、药物的抗抑郁作用实验、药物的镇痛作用实验（热板法、光热刺痛法）、地塞米松对实验大鼠足趾肿胀的影响、抗疲劳实验（转棒法、跑步机测试法）、药物的抗高血压实验、药物对离体兔心的作用、离体大鼠主动脉环实验、药物的急性毒性实验、注射剂的热原检查、尼克刹米对抗哌替啶抑制呼吸作用、药物对豚鼠离体气管条的作用、磺胺半衰期测定等。

病理生理实验主要包括急性高钾血症、急性左/右侧心力衰竭、急性失血性休克及微循环变化、体液分别改变在家兔急性失血中的代偿作用、家兔血液酸碱度变化与血气分析、血浆胶渗压降低在水肿发生中的作用等实验项目。

综合性实验主要包括理化因子及药物对消化道平滑肌的生理特性的影响、神经体液因素及药物对心血管活动的影响、影响尿生成的因素及利尿药的作用、兔呼吸运动的调节与药物对呼吸的影响等实验项目。

人体实验主要包括人体指脉信号的测定、人体全导联心电信号的测量、人体肺功能的测定、人体前臂肌电的测定、人体眼电的测定、人体脑电的测定、人体握力的测定、人体指脉血流速度的测定、人体体温的测定等实验项目。

在实验大厅用鼠标单击"模拟实验室"的实验室标牌，进入模拟实验室电梯，在电梯内鼠标单击相应按钮即可进入该实验室的菜单，包括生理学实验、病理生理学实验、药理学实验、综合实验、人体实验，鼠标单击菜单中的实验项目，进入该实验的模拟。每个模拟实验都包括实验简介、实验原理、模拟实验、实验录像、实验波形 5 个部分，通过模拟实验页面右下方的按钮进行切换。实验简介部分主要是对该模拟实验进行简要的介绍，主要包括实验目的、实验动物、实验药品及实验器械等；实验原理部分根据该实验的内容，按照循序渐进的方式分为多个部分介绍，通过多个按钮来切换；模拟实验部分通过拖动相应的实验材料、实验动物和实验仪器进行模拟真实的实验操作步骤，模拟过程中有些操作通过一小段录像展示，每一步操作均有下一步提示可选择隐藏或者显示；实验录像部分采取分段观看的方式，根据实验项目不同，每个实验的录像内容不同，用户可以选择性地观看需要的手术录像部分；实验波形显示实验中采集的生物信号的调节参数及给药后观察波形变化等，通过调节走纸速度可以随意将波形压缩或拉伸，通过鼠标单击药品或器械可以观察到该药品或器械引起波形的相应变化，信息显示区内可以查看如心率、血压、药品介绍等其他信息。

下　篇

第七章　常用实验动物疾病模型

人类疾病动物模型是指在医学研究中建立的具有人类疾病模拟表现的动物实验对象和相关材料。人类疾病的发生、发展规律和机制是十分复杂的，想全面了解疾病本质，仅仅依靠观察患者的临床表现和死后尸体解剖是远远不够的。现代生物医学科学的发展和进步离不开实验研究，既然人不能作为实验对象，那么就必须借助实验动物建立人类疾病模型，对人类疾病及某些生命现象的规律和本质进行研究。动物实验研究是整个生物医学实验研究中最重要的组成部分，帮助我们认识人类疾病的发生发展规律，为人类疾病的防治提供理论和实验依据。

第一节　人类疾病实验动物模型的分类

人类疾病动物模型按产生原因的不同，可分为自发性疾病动物模型、诱发性疾病动物模型、基因工程动物模型和生物医学动物模型。

一、自发性疾病动物模型

自发性疾病动物模型是指实验动物未经任何有意识的人工处理，动物在自然情况下发生或通过遗传育种保留下来的突变系和近交系的动物模型。自发性疾病动物模型以遗传病和肿瘤居多，如自发性高血压大鼠、自发性真性糖尿病大鼠、肥胖症小鼠、脑卒中大鼠、无胸腺裸鼠、癫痫大鼠、无脾小鼠及裸鼠、小鼠和大鼠的各种自发肿瘤模型。自发性疾病动物模型是在自然条件下发生的疾病，减少了人为因素的影响，使疾病的发生、发展过程更接近相应的人类疾病。其缺点是疾病种类有限，模型来源较困难，自然发病率低，发病周期长，而且饲养条件要求高，不可能大量应用。通过对实验动物疾病进行大规模的普查，发现自发性疾病病例，然后通过遗传育种，培育开发新的自发性疾病动物模型，必将对医学事业的发展起到极大促进作用。

二、诱发性疾病动物模型

诱发性疾病动物模型是指研究者将物理性、化学性、生物性的致病因素作用于实验动物，人为地造成组织、器官或全身性损害，形成类似特定人类疾病的动物模型。例如，接种细菌或病毒使实验动物患相应的传染病，使用化学致癌剂、放射线、致癌病毒诱发实验动物的肿瘤等。因为诱发性疾病动物模型可以在短期内就能被大量复制出来，而且可以通过严格调控各种条件，使复制出的疾病模型更适合研究需要，所以为近代医学研究所常用。但诱发性疾病动物模型也有其缺点。例如，诱发模型和自然产生的人类疾病并不能完全一致；某些人类疾病不能用人工方法诱发出来。因此，在设计诱发性动物模型时，要尽量克服其不足，发挥其优点。

1. 物理因素诱发动物疾病模型 是指采用机械损伤、放射线损伤、气压、手术等物理因素诱发的动物模型。例如，通过外科手术法复制的大鼠急性肝衰竭动物模型，用放射线照射法复制的大鼠萎缩性胃炎动物模型和大鼠、小鼠、犬的放射病模型等。采用物理因素复制动物模型比较直观、简便，是比较常见的方法。

2. 化学因素诱发动物疾病模型 是指采用化学致癌药、化学毒物、强酸强碱、化学有机物等化学因素诱发的动物模型。例如，应用羟基乙胺复制大鼠急性十二指肠溃疡动物模型；应用 D-氨基半乳糖复制大鼠肝硬化动物模型；应用乙基亚硝基脲复制大鼠神经系统肿瘤动物模型；用缺碘饲料复制大鼠缺碘性甲状腺肿动物模型。由于不同品种动物对化学药物耐受量不同，且某些化学药物代谢还可能造成其他组织、器官损伤，影响实验结果观察，所以应在预实验中摸索好稳定的用药剂量和实验条件。

3. 生物因素诱发动物疾病模型 是指采用细菌、病毒、寄生虫、生物毒素等生物因素诱发的动物模型。例如，以柯萨奇 B 族病毒复制小鼠、大鼠、猪等心肌炎动物模型；以福氏Ⅳ型痢疾杆菌或志贺杆菌复制猴的细菌性痢疾动物模型；以锥虫病原体复制锥虫病小鼠动物模型；以钩端螺旋体复制由钩端螺旋体引起的肺出血动物模型。

4. 复合因素诱发动物疾病模型 是指采用单一诱发因素难以达到实验需要，必须使用多种复合因素诱导才能复制成功的实验动物模型。例如，使用细菌加寒冷、香烟加寒冷或者细菌加 SO_2 的方法复制大鼠或豚鼠慢性支气管炎动物模型；以二甲基偶氮苯胺和 ^{60}Co γ 射线方法复制大鼠肝癌动物模型。

三、基因工程动物模型

基因工程动物模型是通过转基因、基因敲除、基因替换、基因克隆等生物工程技术人为改变遗传性状的动物模型。例如人类 T 细胞白血病病毒的转基因小鼠、丙型肝炎病毒转基因小鼠等。这些基因工程动物模型能在动物整体水平上研究目的基因功能，在新基因的鉴定及人类疾病的研究中具有不可估量的应用前景。

四、生物医学动物模型

生物医学动物模型是指利用动物生物学特性来提供与人类疾病相似的疾病模型。如兔甲状旁腺分布比较分散，位置不固定，摘除甲状腺不影响甲状旁腺功能，是摘除甲状腺实验较为理想的动物模型。沙鼠缺乏完整的脑底动脉环，左右大脑供血相对独立，是研究脑卒中的理想动物模型。鹿的正常红细胞是镰刀形的，多年来被用作镰刀形红细胞贫血的研究。但这类动物模型与人类疾病存在着一定的差异，实验人员应对得到的动物实验结果加以分析比较。

第二节　动物模型在生物医学研究中的意义

人类疾病的发生发展规律非常复杂，要深入探讨疾病的发病机制及防治原则仅仅依靠临床研究所积累的资料是远远不够的。现代生物医学科学的发展离不开实验研究，但是大多数实验性研究是不可能也不允许在人体上进行的。在此情况下，应用动物疾病模型可以在人为控制的实验条件下进行实验研究，通过对研究结果进行系统、全面的分析和评价，了解相关疾病因素在人体上可能引发的各种反应，以便探索人类生命的奥秘，控制人类疾病，延长人类寿命。

一、避免人体实验造成的风险

对人体有严重损害的因素，如创伤、剧毒物、放射线、致癌因素、病原微生物等，是不能直接在人体上进行实验的；另外，治疗药物、疫苗等生物制品、营养保健品及护肤化妆品等在正式投入生产及使用前，都必须在实验动物身上进行安全性评价，以保证人类安全。用实验动物作为人类的"替难者"来承担实验研究的风险，为人类疾病的诊断、预防和治疗服务，是现代医学科技进步的需要，也是现代社会文明的一大进步。当然，以动物作为实验对象也应有爱心，避免给动物带来不必要的痛苦。目前欧美国家普遍主张实行"3R 原则"，即减少（reduction）、改善（refinement）和替代（replacement）原则。提高实验的精确度，减少实验动物的用量；改善实验过程，减少动物的精神紧张和痛苦；尽量以单细胞生物、微生物或细胞、组织、器官等替代活体动物进行实验。

二、可以严格控制条件，增加方法学上的可比性

临床上许多疾病是十分复杂的，影响因素众多，如年龄、性别、遗传、体质、职业、生活方式及社会因素等都有可能对疾病的发生、发展产生影响。在很多情况下，不容易找到各种条件相同且数量足够的观察对象，而在用动物复制疾病模型时，就可以选择相同品种、品系、性别、年龄、体重、健康状态的动物，并在相同的环境因素下进行观察研究，这样就可以最大限度地减少可变因素，突出单一可控的实验因素，使得到的实验结果更加准确，可比性更强。

三、便于实验样品的全面采集

临床上以人体材料为实验对象开展的医学研究中，必须要遵守医学伦理学的要求，实验样品的采集十分受限。一般只能采集血、尿或其他体液样品，脏器样品只能通过活检、手术切除或死后尸检得到，而疾病动物模型则可以按照实验设计和需要及时且全面地采集所需实验样品，如模型动物的组织、器官、细胞、血液、尿液、染色体、基因等。应用疾病动物模型能够更方便地探索疾病过程，实

现实验目的。

四、提供发病率较低，潜伏期和病程长的疾病材料

人类某些疾病同其他疾病相比发病率相对较低，如某些遗传性、免疫性、代谢性、内分泌及血液系统疾病等；某些疾病的病程相对较长，如慢性气管炎、动脉粥样硬化、肺心病、类风湿疾病等；某些疾病的潜伏期较长，如麻风病、获得性免疫缺陷综合征（AIDS）等。应用人体材料对这些疾病开展研究，在研究时间和空间上制约很大。通过复制同这些疾病相似的动物模型，可以在较短时间内获得大量有价值的疾病模型材料，有助于对这些疾病的机制和诊疗等问题进行研究。

五、有利于更全面地认识疾病的性质

已知很多疾病除人以外也能引起多种动物感染，如 AIDS、严重急性呼吸综合征（SARS）、禽流感、血吸虫病、弓形虫病、流行性出血热、手足口病等。这些疾病在人体和动物上的表现形式与危害性可能有所不同。通过建立人畜共患病动物模型开展比较医学研究，可以充分认识同一病原体对不同机体的损害特点，更全面地认识这些人畜共患疾病的性质，为相应疾病的防治提供有价值的依据。

综上，利用动物疾病模型来研究人类疾病，可以避免人体实验造成的风险，并克服人类疾病影响因素众多、发生发展缓慢、潜伏期长等特点，可以在较短时间内复制出大量的动物疾病模型，对于研究人类各种疾病的发生、发展规律和疾病的防治具有重要意义。

第三节　常用实验动物模型

一、 脑垂体后叶激素诱发急性心肌缺血动物模型

【造模机制】　脑垂体后叶激素可使心脏冠状动脉发生痉挛性收缩，引发心肌缺血及心肌损伤，造成急性心肌缺血动物模型，并可导致一系列典型的心电图改变。

【实验动物】　家兔。

【造模方法】

1. 选用体重 2～2.5kg 的成年健康家兔。用乙醚轻度麻醉后，仰卧位固定在兔板上。将针状电极插入四肢小腿皮下和左右胸第 5～6 肋间近胸骨处，用心电图机记录Ⅱ及左胸前、右胸前各导联的心电图波形。

2. 由耳缘静脉注入垂体后叶素，使用剂量为 2U/kg 体重，容积为 0.2～0.3ml/kg 体重，30s 注射完毕。

3. 于注射后 1min、2min、5min、20min、25min、30min 分别记录上述各导

联心电图变化，特别注意观察心率、ST 段、T 波的变化。

4. 实验动物的心电图变化可分为两期。第一期：注射后 5～20s，T 波显著高耸，ST 段抬高，甚至可出现单向曲线。第二期：注射后 30s 至数分钟，T 波降低、平坦、双相或倒置，ST 段无明显改变，有时伴有心律不齐、心率减慢，PR 间期及 QT 间期延长，持续数分钟或十几分钟，其中以 T 波改变最为突出。

【模型特点及注意问题】

1. 可以用不同剂量的脑垂体后叶激素造成不同程度的血管痉挛，从短时的冠状动脉痉挛直至明显的心肌梗死。

2. 垂体后叶素使用剂量不大时，可以迅速恢复，因此可反复利用同一动物进行多次实验。

二、 心肌梗死动物模型

【造模机制】　造成心肌梗死的原因是严重的心肌缺血。临床上由于冠状动脉粥样硬化引起冠状动脉阻塞而造成的心肌梗死比较常见。心肌梗死的范围取决于阻塞动脉的大小和侧支循环的状况。一般来说，左冠状动脉阻塞引起左心室侧壁和近心尖的左心室前壁、心室间隔前部和前外乳头肌的梗死；左回旋支的阻塞引起左心室侧壁和近心底部左心室后壁的梗死；右冠状动脉的阻塞引起左心室后底部、心室间隔后部和房室结的梗死。通过结扎法、微珠堵塞法、汞堵塞法、气囊堵塞法造成冠状动脉缩窄，相应供血区域的血流减少，引发心肌的缺血坏死。

【实验动物】　犬、家兔、大鼠。

【造模方法】

1. 结扎法

（1）犬：选用体重 12～20kg 的犬。给予戊巴比妥钠（30mg/kg）静脉注射进行麻醉，气管内插管给氧。从左侧第 4 肋间打开胸腔，距离膈神经前约 1cm 处将心包切开，充分暴露心脏左侧壁。因为犬的 3 个冠状动脉分支之间的吻合支丰富，侧支循环发达，所以除结扎左回旋支的钝缘支及左前降支第 1、2 分支外，还应结扎与钝缘支相连的侧支及吻合支，包括前降支第 3、4 分支。为了减少和避免在结扎过程中动物因心律失常而死亡，可采用"两步结扎法"。先在钝缘支的近根部下穿两根 4 号线，在近端线中先缚一个 5 号半针头，再进行结扎。10s 内拔去针头使该区血管缩窄至针头粗细的口径。过 0.5h 后，以远端线进行第 2 次结扎。随后分别结扎小侧支、前降支及吻合支。观察无活动性出血后，依次缝合，关闭胸腔。

（2）家兔：选用体重 2kg 左右家兔。用 1%普鲁卡因做局部浸润麻醉后仰卧位固定于兔手术台上。沿胸骨中线做 3～4cm 长切口，暴露出胸骨及肋软骨。沿胸骨左缘剪断第 1、2 或第 3、4 两根肋骨。用小开胸器轻轻撑开切口，暴露出心包。剪开心包，用眼科圆形针在冠状动脉前降支近根部穿一线，随即进行结扎。观察无活动性出血后，依次缝合，关闭胸腔。

（3）大鼠：选用体重为 200～250g 的 Wistar 或 SD 大鼠，行乙醚吸入麻醉，仰卧固定。沿胸骨左侧做 2cm 的纵行切口，于胸骨左缘剪断第 3、4 两根肋骨，打开胸腔，剪开心包膜，暴露心脏，在冠状动脉左前降支根部穿线，稳定10min 后，结扎冠状动脉左前降支，关闭胸腔。

2. 微珠堵塞法 选用成年健康犬。皮下注射吗啡（1～1.5mg/kg）作为麻醉前用药，然后以戊巴比妥钠（30mg/kg）静脉注射麻醉。麻醉后做气管插管并接人工呼吸机，每分钟 16～20 次，通气量=13×体重（kg）+无效腔容积。实验动物取右侧卧位，切开左侧颈内动脉，插入 5～8F 指引导管。导管尖端抵达主动脉根部后，注入少量造影剂以确认导管位置和左冠状动脉开口处，转动指引导管使之进入左冠状动脉主干，随后将导管的尖端略转向前方便可顺利进入冠状动脉前降支。如果造影剂仅使冠状动脉前降支显影，证明导管尖端已进入预定部位。将一根柔软指引钢丝顺着指引导管的管腔插入冠状动脉前降支，然后抽出指引导管，在钢丝的远端穿入与冠状动脉前降支直径相仿或略大的微珠（由塑料或乳胶制成），再取另一导管套入钢丝向前推进，将微珠顶入冠状动脉前降支。抽出钢丝，微珠可堵住冠状动脉前降支管腔，造成急性前壁心肌缺血，此时 V_3 导联迅即出现 ST 段抬高，数小时后出现 Q 波。动物清醒后撤除人工呼吸机。

3. 汞堵塞法 选用成年健康犬，经麻醉后，颈总动脉穿刺插管，在 X 线透视下将导管尖端沿主动脉壁插入右冠状动脉 2cm 左右，向导管内注入汞（120mg/kg）即可造成急性心肌梗死模型。

4. 气囊堵塞法 选用成年健康犬，动物体位与麻醉同微珠堵塞法。切开左颈内动脉，插入 5～8F 指引导管，按前述方法进入冠状动脉前降支。推送 2F 气囊导管使之抵达第一对角支和第二对角支之间，约离冠状动脉前降支和左回旋支分叉处 0.5～1.0cm。注入适量造影剂，使气囊膨隆阻断血流，观察 V_3 导联 ST段有否抬高。然后向指引导管内注入适量造影剂，观察造影剂是否被阻于气囊的近端，以证明血流有否阻断。随后抽出指引导管使气囊管保留在冠状动脉前降支内，气囊导管的另一端经皮下隧道固定在颈部，再注入造影剂充盈气囊造成急性心肌缺血、梗死。

【模型特点及注意问题】

1. 结扎模型可成功复制左心室前壁心肌梗死模型，可以观察到急性心肌梗死时的典型变化，如心肌梗死区呈现紫色，向外膨突，收缩力降低或消失；心电图上 ST 段抬高，Q 波出现并加深，冠状动脉型 T 波倒置；血清谷草转氨酶、磷酸肌酸激酶升高等变化。但开胸结扎法造成的创伤大，动物死亡率可高达 30%～60%。

2. 微珠、汞、气囊堵塞模型复制方法简便，手术创伤少，可选择任何一支的冠状动脉，定位也十分准确，实验动物恢复迅速，死亡率小于10%。气囊堵塞法还可满足缺血-再灌注的要求。

三、动脉粥样硬化动物模型

【造模机制】　动脉粥样硬化的主要表现是动脉内膜有类脂质（主要为胆固醇、胆固醇酯及磷脂）沉着和纤维组织增生，形成局限性黄白色的斑块，使动脉壁增厚变硬。在动物饲料中加入过量的胆固醇和脂肪，饲养一定时间后，其主动脉及冠状动脉内膜逐渐形成粥样硬化斑块。

【实验动物】　小型猪、家兔、鸡。

【造模方法】

1. 小型猪　选用 Gottigen 系小型猪较为理想，用 1%～2%高脂饲料饲养 6 个月即可形成动脉粥样硬化病变。

2. 兔　选用体重 2kg 左右的家兔，除基础饲料外，每天加喂胆固醇 0.5g，16 周可复制成实验性动脉粥样硬化模型。15%蛋黄粉、5%猪油、80%基础饲料，外加 0.5%胆固醇，喂食 3 周后，将饲料中的胆固醇减去，再喂食 3 周，主动脉斑块发生率可达 100%，血清胆固醇水平显著升高。

3. 鸡　选用 4～8 周的莱克亨鸡，15%蛋黄粉、5%猪油、80%基础饲料，饲养 10 周，胸主动脉斑块发生率为 100%，血清胆固醇水平显著升高。

【模型特点及注意问题】

1. 小型猪模型形成的动脉粥样硬化病变特点及分布均与人类近似。

2. 兔对外源性胆固醇的吸收率可高达 75%～90%，且对血脂的清除能力低，摄入高脂和高胆固醇饲料后，在较短的时间内就可使主动脉斑块发生率达 100%。但兔的血源性泡沫细胞增多，且兔为草食性动物，其脂质代谢过程及动脉粥样硬化病变分布与人类相比差异较大。

3. 斑块分级标准　将自心脏至髂动脉分叉处的主动脉取出，沿背侧面纵行剪开，肉眼检查斑块情况。

0 级：内膜表面光滑无奶油色变化，即无斑块。

0.5 级：内膜有广泛的奶油色或乳白色变化，但未见凸出于表面的斑块。

1 级：有凸起的奶油色斑块，面积小于 $3mm^2$。

2 级：斑块面积大于 $3mm^2$。

3 级：有许多大小不等的斑块，有的融合成片，大的斑块面积超过 $3mm^2$。

4 级：动脉内膜的表面几乎全为融合的斑块所覆盖。

四、肝硬化动物模型

【造模机制】　　肝硬化是临床常见的慢性进行性肝病，是在一种或多种病因长期或反复作用下形成的弥漫性肝损害。D-氨基半乳糖（D-Gal）可以干扰肝细胞嘧啶核苷代谢，使核酸、糖蛋白等大分子物质合成障碍。另外，D-Gal 还可以通过产生自由基造成肝细胞损伤。长期的 D-Gal 处理可引起严重的肝细胞损伤，继而发生肝细胞再生和纤维组织增生，引发肝硬化。

【实验动物】 大鼠。

【造模方法】

用生理盐水配制 10% 的 D-Gal 溶液（用 1mol/L NaOH 将 pH 调节至 7.0）。选用体重 150～200g 的 Wistar 大鼠，以 250mg/kg 体重的剂量行腹腔注射，每天一次，约半年即可形成肝硬化。

在模型复制过程中，自股动脉取血做肝功能检测。分批处死动物，观察腹水形成情况，肝脏用 4% 甲醛溶液固定，石蜡包埋，切片，进行 HE、网状纤维（Gordon 与 Sweet 法）、胶原纤维（van Gieson 法）及弹力纤维（Weiger法）染色。

【模型特点及注意问题】

1. 在采用上述剂量 D-Gal 复制肝硬化模型时，动物耐受性较好，逐渐出现进食活动减少，腹部膨隆的现象。

2. 实验动物早期肝脏明显增大、重量增加，色泽较灰黄，以后体积逐渐缩小，质地变硬，边缘较钝，肝表面可见弥漫性分布的细颗粒状结节，结节大小不一，直径为 0.5～1.5mm，结节间可见弥漫分布的纤维间隔。在注射 D-Gal 5 个月后，肝小叶结构开始紊乱，形成大小不等的肝细胞团。随着病程的延长，增生的胆管及成纤维细胞向四周呈星芒状伸展。一般肝细胞变性坏死少见，大多呈增生表现。Gordon 与 Sweet 法染色显示肝细胞团中网状纤维少见，而周围组织中存在着大量疏松的网状纤维。胶原纤维及弹性纤维均未见增多。

五、四氯化碳致急性肝损伤模型

【造模机制】 四氯化碳（CCl_4）是一种对肝细胞有严重毒性作用的化学物质。可以使线粒体膜的脂质溶解，从而影响线粒体的结构和功能。另外，CCl_4 在肝细胞内质网中经细胞色素 P_{450} 依赖性混合功能氧化酶的代谢，生成三氯甲基自由基。自由基可以导致脂质过氧化，胞质中 Ca^{2+} 浓度升高，从而损伤细胞膜，致使酶渗漏，造成细胞损伤。另外，自由基还能与细胞中的蛋白发生共价结合，使酶的功能丧失。

【实验动物】 小鼠、大鼠、家兔。

【造模方法】

1. 小鼠 橄榄油或精制花生油配成 40% 的 CCl_4 溶液 0.4ml 一次性灌胃，可诱发小鼠肝小叶中央坏死。

2. 大鼠　0.05～0.10ml/100g 体重的 CCl_4 原液一次性腹腔注射或皮下注射，可诱发大鼠脂肪肝、肝硬化；0.2ml/100g 体重的 CCl_4 原液做皮下注射，可诱发大鼠肝细胞水泡样变性和肝小叶中央坏死；用 CCl_4 原液 0.5ml/kg 体重一次性口服，可诱发大鼠急性中毒性肝坏死。

3. 家兔　用 CCl_4 原液 1.2ml/kg 体重一次性口服，可诱发家兔肝小叶中央坏死；用 CCl_4 原液 1.0ml/kg 体重一次性口服，可诱发家兔急性中毒性肝坏死。

【模型特点及注意问题】

1. CCl_4 剂量选择要合适。如家兔采用 CCl_4 原液 1.2ml/kg 体重剂量口服时，虽能复制成功，但在口服 CCl_4 后 2～3d，有 20%～30%实验动物会出现急性中毒性死亡。因此，家兔口服 CCl_4 的剂量，以 1.0ml/kg 体重较为合适，实验结果也较满意。从肝病理切片中可见到肝小叶中心区有明显的肝细胞坏死及肝细胞索排列紊乱。

2. CCl_4 采用口服方法给药时，必须防止误入气管而使动物迅速死亡。

3. CCl_4 常配成乳剂使用。如要配成 10%乳剂，可取 5ml 植物油和 5g 阿拉伯胶，放在乳钵中研匀，再加 CCl_4 原液 10ml 研匀，然后加蒸馏水 10～15ml 调成粗乳状，最后加蒸馏水，使总量达到 100ml，使用时摇匀。

六、大脑中动脉阻断的局部脑缺血模型

【造模机制】　脑血管意外多造成局部脑缺血，阻断大鼠大脑中动脉能模拟临床脑缺血疾病，产生严重的神经学缺损及基底节和皮质梗死，且重复性好，因此已被广泛应用。

【实验动物】　大鼠。

【造模方法】

1. 采用雄性 Wistar 大鼠，以 10%水合氯醛溶液（350mg/kg）腹腔注射麻醉，将其侧卧位固定在手术台上，确定右外耳道与右眼外眦连线的中点，过此点做垂直于连线的切口，长约 2cm。然后在手术显微镜下沿颞肌中线，依次切断颞肌和咬肌，将这些肌肉向两侧分开，暴露出颧弓，操作时注意保护面神经和腮腺。

2. 用咬骨钳除去颧弓，并沿颅骨剪开筋膜，暴露出颞前窝。用小牵张器将颧弓和下颌骨的距离撑大，暴露鳞状骨的大部分，然后在颧骨和鳞状骨前联合的前下方约 2mm 处钻孔，开一个直径约 2mm 的小颅窗。通过此颅窗可以看到位于硬脑膜下的大脑中动脉，此血管分支较少，几乎垂直路过嗅束向上而行。

3. 用细针刺破硬脑膜，分离大脑中动脉周围的软脑膜和蛛网膜组织，使之游离。然后用细分针在嗅束与大脑中动脉交界处轻挑起大脑中动脉，将电刀置双极电凝位置，选择 3～4 挡电凝开关，电凝烧灼嗅束内 1mm 至大脑下静脉之间的一段大脑中动脉。

4. 阻断大脑中动脉后用小块肌肉组织轻敷于颅窗上，然后逐层缝合伤口，术后回笼饲养。

5. 大鼠麻醉清醒后，采用行为评分法，进行行为学检测，并用氯代三苯基四氮唑（TTC）染色，计算脑梗死区域面积。

行为学检查及评分标准：于术后 4~8h 及 24h 分别进行 2 次行为学检测。3 位实验人员以单盲法分别对实验大鼠进行打分，对所得结果平均后进行统计分析。提起鼠尾使其离地 30cm，观察前肢情况。正常大鼠两前肢对称向下伸开，评为 0 分，有肩部内旋、前肢内收者，评为 4 分。将动物置于平滑地板上，分别推其左、右肩使之向对侧移动，检查抵抗推动的阻力。根据阻力下降程度不同评为 0~3 分。将动物两前肢置于一个金属网上，然后轻提大鼠，观察两前肢肌张力。正常两前肢肌张力对称，根据左前肢肌张力下降程度不同，评为 0~3 分。最终实验动物的分数越高说明行为障碍越严重。

TTC 染色测量梗死面积：术后 24h，断头取脑，在显微镜下进一步确定右侧大脑中动脉已在嗅束与大脑下静脉之间烧断，且未损害脑实质。将脑置于冰冷的生理盐水中 10min，去除嗅球、小脑和低位脑干后，冠状切 4 刀，切成 5 片。第一刀在脑前极与视交叉连线中点处；第二刀在视交叉部位；第三刀在漏斗柄部位；第四刀在漏斗柄与后叶尾板之间。迅速将脑片置入 5ml 含有 4%TTC 及 0.1ml 磷酸二氢钾（1 mol/L）溶液中，避光，37℃温孵 30min，其间每隔 7~8min 翻动 1 次，经染色后，正常脑组织呈玫瑰红色，而梗死组织呈白色，且界线分明。然后将脑片置 10%甲醛溶液中避光保存。可用计算机 Imaging System 等软件分析结果，计算脑梗死区面积。

【模型特点及注意问题】 电凝时为避免电凝不完全所致的出血，尽量将大脑中动脉挑起，使血管内血量减少。另外，为保护周围组织免受灼伤，可用湿棉球保护。

七、糖尿病模型

【造模机制】 人类糖尿病主要分为胰岛素依赖型糖尿病（1 型）、非胰岛素依赖型糖尿病（2 型）和其他类型。胰岛素依赖型糖尿病由胰岛 B 细胞破坏，胰岛素分泌减少（绝对减少）所致。非胰岛素依赖型糖尿病是由于机体对胰岛素反应低下（相对缺乏），从而导致体内代谢紊乱。化学物质如链脲霉素（streptozocin，STZ）或四氧嘧啶可以特异性破坏胰岛 B 细胞，诱发动物高血糖，形成类似 1 型糖尿病的动物模型。注射小剂量 STZ，可造成胰岛 B 细胞轻度损伤，使多数动物产生糖耐量异常，在此基础上，给动物喂高热量饲料，引起动物肥胖，同时伴有高血脂、高胰岛素血症及胰岛素抵抗，形成类似 2 型糖尿病的动物模型。

（一）类似 1 型糖尿病的动物模型

【实验动物】　大鼠、小鼠。

【造模方法】

将 STZ 溶于 0.1mol/L 柠檬酸缓冲液（pH 为 4.5）中，现用现配。不同动物种属所用剂量不同，大鼠常用剂量为 60～80mg/kg 静脉注射或腹腔注射，小鼠为 100～200mg/kg 静脉注射或腹腔注射。注射 STZ 后 72h 血糖可稳定升高，动物有"三多"症状（多食、多饮、多尿），测其血糖在 11.1mmol/L 以上即可选用。

四氧嘧啶易溶于水，但极不稳定，应现用现配。因动物种属及给药方法的不同，所用剂量也有所不同，大鼠四氧嘧啶用量为 150～200mg/kg 静脉注射或 40～60mg/kg 腹腔注射，小鼠为 80～100mg/kg 静脉注射或 200mg/kg 腹腔注射。注射四氧嘧啶 72h 后，血糖可稳定升高，动物有"三多"症状，测其血糖在 11.1 mmol/L 以上者可选用。

【模型特点及注意问题】

1. 静脉注射四氧嘧啶的数小时内容易诱发某些动物的低血糖反应，如有必要向静脉注射葡萄糖急救。

2. 动物注射链脲霉素或四氧嘧啶形成高血糖 30d 以后，少数动物的高血糖有所缓解，是动物的胰腺腺泡细胞增殖并转化为 B 细胞所致。

（二）类似 2 型糖尿病的动物模型

【实验动物】　大鼠。

【造模方法】

选用体重 250g 左右的 Wistar 大鼠，静脉注射 STZ 25～30mg，2～3 周后测定葡萄糖耐量，挑选糖耐量异常者，喂以高热量饲料。实验过程中动物单个喂养，以保证每个动物的进食量，喂养周期为 10～18 周。定期记录动物体重，测定葡萄糖耐量，实验结束时，禁食 4～6h 后处死动物，收集血液测定血胰岛素、血脂（三酰甘油、胆固醇及游离脂肪酸等）水平；称取体内脂肪重量（肾周围及腹膜后脂肪）并计算脂肪与体重的比值；对肾及胰岛进行病理切片观察。

高热量饲料配制方法：基础饲料中加入蔗糖、炼猪油、鲜鸡蛋等混合而成。含蛋白质 15%～18%，糖类 51%～54%，脂肪 22%～25%，热量为 20.08 kJ/g。

【模型特点及注意问题】

1. 模型复制过程中，实验动物体重明显升高，表现出明显的糖耐量异常。

2. 肾脏形态学观察显示，部分肾小球毛细管基膜明显增厚，管腔狭窄，提示动物已出现糖尿病性肾小球硬化。

（李　俐）

第八章　病理生理学基础实验

实验一　家兔实验性肺水肿

问题·思考

1. 什么是肺水肿？肺水肿的临床表现有哪些？
2. 哪些因素可以导致肺水肿的发生？
3. 实验中快速大量输入生理盐水为什么能导致肺水肿的发生？
4. 肾上腺素在肺水肿的发生机制中起到了什么作用？

【目的】　通过复制家兔实验性肺水肿模型，观察肺水肿发生时的临床表现，探讨肺水肿的发生机制。

【原理】

1. 大量晶体液快速从静脉输入体内可以导致血容量增加，血浆被稀释，血浆胶体渗透压降低，同时升高肺毛细血管流体静压。

2. 肾上腺素与皮肤及内脏器官的 α 受体结合，引起血管收缩，外周阻力增大，血压升高，部分体循环中的血液转移入肺循环中，使肺毛细血管流体静压升高；大量的肾上腺素与 β_1 受体结合，诱发心动过速甚至心室颤动，使左心室泵血功能降低，进而增高肺静脉压及肺毛细血管流体静压。

3. 肺毛细血管内皮由于毛细血管内流体静压增高而发生过度牵张，血管壁通透性增大。通过肺毛细血管内皮的液体滤出量大于回吸收的量，滤出液体量超过肺组织淋巴回流的能力可导致肺间质水肿、肺泡水肿。

【材料】　兔手术台，电子秤，BL-420N 生物信号采集与处理系统，颈部小手术器械，"Y"形气管插管，静脉插管及静脉输液装置，张力换能器，听诊器，纱布、丝线、滤纸。1%肾上腺素溶液，1%戊巴比妥钠溶液，生理盐水。

【方法】

1. 取家兔 1 只，称其体重后由家兔耳缘静脉缓慢注射 1%戊巴比妥钠溶液（3ml/kg），麻醉后将其仰卧固定于兔手术台上。

2. 气管插管　以少量生理盐水打湿并剪去家兔颈部自甲状软骨至胸骨上缘处被毛，做颈部正中切口，钝性分离颈部正中肌群，充分暴露、分离一段气管（2~3cm），在其下方穿线备用。利用眼科剪在甲状软骨下约 1cm 处相邻的两软骨环之间剪一横行切口（约一半管径深），再向家兔头端做纵向切口，整个切口呈倒"T"形。迅速插入"Y"形气管插管，利用备好的丝线结扎固定，再在气管插管的侧管上打结，以防止气管插管滑脱出气道。

3. 呼吸运动描记　备皮后，切开家兔剑突部位的皮肤，向下沿腹白线打开腹腔，切口长约 2cm。使剑突软骨和剑突骨柄充分暴露，认真辨认剑突内侧面附着的两块膈小肌，仔细分离剑突与膈小肌之间的组织，剪断剑突骨柄（注意压迫止血），使剑突完全游离。以弯针钩住剑突软骨，连接于张力换能器，使用 BL-420N 生物信号采集与处理系统描记呼吸运动曲线。

4. 颈外静脉插管 在胸锁乳突肌外缘的颈部皮下寻找颈外静脉，仔细分离出 2～3cm 长的一段血管，在其下方穿两根丝线备用，结扎静脉远心端。用眼科剪在结扎处近端向向心方向剪一个 45°小口，深度约为管径的一半。把静脉插管与静脉输液装置管道内气体排净。插入导管并结扎（导管插入 2～3cm），手术完毕用生理盐水纱布覆盖手术切口部位。打开静脉输液装置，观察滴速以验证插管是否成功，随后以 5～10 滴/分的速度缓慢输入生理盐水。

5. 听诊家兔正常肺的呼吸音，然后快速输入 37℃生理盐水（180～200 滴/分，160ml/kg）。待滴注快完成时，经静脉导管注入肾上腺素（0.5mg/kg）。

6. 输液过程中，密切观察家兔的呼吸，用听诊器判断肺部有无湿啰音出现。当气管插管内出现粉红色泡沫状溢出液即表明肺水肿已经出现，可立即处死动物。

7. 打开胸腔，在气管分叉处结扎以防肺水肿液流出。分离去除与肺脏相连的心脏及其大血管（注意勿损伤肺），把肺取出，用滤纸吸去表面水分后称重，计算肺系数。肺系数计算公式：肺系数=肺重量（g）/体重（kg），正常家兔肺系数为 4～5。

8. 肉眼观察肺大体改变，切开肺，观察切面的改变，注意有无泡沫状液体流出。

【结果】 实验结果记录在表 8-1 中。

表 8-1 实验性肺水肿对家兔的影响

观察指标	快速输液前	快速输液后
一般情况		
口唇颜色		
呼吸变化		
呼吸音		
肺系数		
肺切面变化		
肺大体变化		

【注意事项】

1. 注意保护气管插管，保持侧管畅通，避免发生扭转。

2. 因静脉壁较薄，静脉插管头部不能太尖锐，以防刺破静脉。

3. 注入肾上腺素溶液后，应继续注入生理盐水将存留在导管中的药物全部带入家兔体内。

4. 取肺时，应完整取出。注意勿伤其表面，以防水肿液流出，影响肺系数的计算。

（丁 雷）

实验二 家兔酸碱平衡紊乱

【目的】

1. 复制家兔实验性酸碱平衡紊乱的动物模型。

2. 观察、分析实验中反映酸碱平衡状况的各项指标的变化。

3. 熟悉纠正酸中毒的方法。

【原理】

1. 短暂钳夹家兔气管插管，导致动物的不完全窒息引起原发性 CO_2 潴留，复制急性呼吸性酸中毒模型。

2. 经家兔耳缘静脉缓慢注入 NaH_2PO_4 引起[HCO_3^-]原发性减少，复制急性代谢性酸中毒。

【材料】 兔手术台，电子秤，颈部手术器械，呼吸描记装置，动脉取血装置（三通开关，1ml 注射器，小橡皮塞、针头，动脉夹），5ml、20ml 注射器，血气分析仪，"Y"形气管插管，张力换能器，烧杯、丝线、纱布、胶布。1%戊巴比妥钠溶液，0.3%肝素生理盐水溶液，12%NaH_2PO_4 溶液，5%$NaHCO_3$ 溶液，生理盐水。

【方法】

1. 取家兔 1 只，称其体重后由家兔耳缘静脉缓慢注射 1%戊巴比妥钠溶液（3ml/kg），麻醉后将其仰卧固定于兔手术台上。

2. 气管插管 以少量生理盐水打湿并剪去家兔颈部自甲状软骨至胸骨上缘被毛，做颈部正中切口，钝性分离颈部正中肌群，充分暴露、分离一段气管（2~3cm），在其下方穿线备用。利用眼科剪在甲状软骨下约 1cm 处相邻的两软骨环之间剪一个横行切口（约一半管径深），再向家兔头端做纵向切口，整个切口呈倒"T"形。迅速插入"Y"形气管插管,利用备好的丝线结扎固定,再在气管插管的侧管上打结,以防止气管插管滑脱出气道。

3. 呼吸运动描记 备皮后,切开家兔剑突部位的皮肤,并向下沿腹白线打开腹腔,切口长约 2cm。使剑突软骨和剑突骨柄充分暴露,认真辨认剑突内侧面附着的两块膈小肌,仔细分离剑突与膈小肌之间的组织,剪断剑突骨柄(注意压迫止血),使剑突完全游离。以弯针钩住剑突软骨,连接于张力换能器,描记呼吸运动曲线。

4. 颈动脉分离及插管 颈总动脉位于气管两侧,用血管钳避开鞘膜内神经,打开一侧鞘膜,分离出 2~3cm 长的颈动脉,在其下方穿二根丝线备用,用其中一根线结扎动脉远心端,随后用动脉夹夹闭近心端,用眼科剪在结扎点向心端约 0.5cm 处剪一个 45°的小口,深度约为管径的一半。插入已备好的动脉导管(插入前应先用注射器向导管内灌满肝素生理盐水,排净气泡,关上三通开关),用穿好备用的另一根丝线将导管与动脉结扎固定(先打个结,不要太紧)。然后小心放开动脉夹,若有出血,可将线略扎紧以不影响导管继续送入动脉为好,将导管送入动脉 2~4cm,扎紧,固定),再用远心端的丝线绕导管打结进一步固定,并用胶布将导管粘在兔头固定夹的口套上固定。

5. 取血 先放掉动脉导管三通开关内的肝素溶液,关好三通;接上准备好的 1ml 注射器(以 1ml 注射器接 7 号针头吸取少许肝素溶液湿润管壁,针芯推到底,使注射器无效腔和针头内都充满肝素),打开三通开关,轻抵注射器尾部,接收(不允许抽吸)0.5~1.0ml 不含气泡的血液,关闭三通后取下注射器,立即套上针头并插入橡皮塞内隔绝空气,来回搓动注射器约半分钟,使血液与肝素混匀,取血后,以肝素溶液重新充盈管道,防止血液凝固阻塞管道。立即用血气分析仪测相关指标(pH、$PaCO_2$、SB、AB、BE)。

6. 复制急性呼吸性酸中毒并测定各项指标 短暂钳夹家兔气管插管,持续 1.5min,造成动物的不完全窒息,观察动物呼吸频率和形式的变化及皮肤黏膜和血液颜色的变化,取血测定各项指标,方法同步骤 5。解除窒息后 15min,观察上述指标,同法取血测各项指标。

7. 复制急性代谢性酸中毒及治疗 经耳缘静脉缓慢注入 12%NaH_2PO_4(5ml/kg),观察动物呼吸变化。10min 后同法取动脉血并测定各项指标。根据代谢性酸中毒发生后测得的 BE 值,按下式进行补碱治疗。

补充碳酸氢钠的量(mmol)= BE 绝对值×体重(kg)×0.3

(0.3 是 HCO_3^-进入体内分布的间隙,即体重×30%)

所需补充碳酸氢钠的毫摩尔数/0.6=5%碳酸氢钠毫升数

注入碳酸氢钠治疗后 10min,再取血测各项指标,观察是否恢复到接近正常。

【**实验结果**】 实验结果记录于表 8-2 内。

表 8-2　家兔实验性呼吸性酸中毒、代谢性酸中毒时的血气变化

项目	pH	$PaCO_2$	SB	AB	BE
呼吸性酸中毒					
代谢性酸中毒					

【注意事项】

1. 颈动脉分离要足够长，动脉导管结扎后一定要固定好，防止滑脱。

2. 取血时要认真准备好注射器，注射器内严禁有气泡。

（丁　雷）

实验三　小鼠几种类型的缺氧

问题·思考

1. 什么是缺氧？

2. 缺氧的临床表现有哪些？

3. 缺氧的类型和发生机制是什么？

4. 不同类型缺氧对呼吸运动的影响有无不同？为什么？

5. 不同类型缺氧发生以后，实验动物血液颜色有无不同？为什么？

【目的】

1. 复制低张性、血液性和组织中毒性缺氧的小鼠模型。

2. 观察几种类型的缺氧对动物的活动、呼吸、血液和黏膜颜色的影响。

3. 探讨几种类型缺氧的发病原因和发生机制。

【原理】

缺氧是指组织氧供减少或不能充分利用氧，导致组织功能、代谢和形态结构异常变化的病理过程。

本实验通过复制低张性、血液性和组织中毒性缺氧的小鼠模型，观察几种类型的缺氧对动物活动、呼吸、血液和黏膜颜色的影响，并阐明其发生机制。

【材料】　小鼠缺氧瓶，存有 CO 气体的气囊，1ml、5ml 注射器，剪刀，镊子。苦味酸，钠石灰（NaOH·CaO），生理盐水，5%亚硝酸钠溶液，1%亚甲蓝溶液，0.1%氰化钾溶液，10%硫代硫酸钠溶液。

【方法】

1. 低张性缺氧

（1）取少量钠石灰（约 5g）铺于缺氧瓶底，再将一只小鼠放入缺氧瓶中。观察小鼠的一般情况，记录呼吸频率、幅度，皮肤、黏膜的颜色，然后将瓶塞塞紧以复制低张性缺氧。每 3min 重复观察、记录上述指标一次，直到动物死亡为止，记录存活时间。

（2）动物尸体留存，待后续实验做完后再打开其腹腔，比较血液和肝脏颜色。

2. 一氧化碳中毒性缺氧

（1）将一只小鼠放入 CO 缺氧瓶中，同样先观察，然后记录其上述正常指标。

（2）利用 5ml 注射器，从存有 CO 气体的气囊中抽吸 4ml CO 气体，通过 CO 缺氧瓶盖中的橡皮管快速注入缺氧瓶中，立即夹闭橡皮管，避免 CO 气体泄露。

（3）观察指标与方法同"低张性缺氧"。

3. 亚硝酸钠中毒性缺氧

（1）取体重相近的两只小鼠，用苦味酸标记为鼠 1、鼠 2。观察、记录正常指标。鼠 1 腹腔内注入 5%亚硝酸钠 0.3ml 后，立即注入 1%亚甲蓝溶液 0.3ml 进行解救处理；鼠 2 腹腔内注入 5%亚硝酸钠 0.3ml 后，立即注入生理盐水 0.3ml 作对照处理。

（2）观察指标与方法同"低张性缺氧"。

4. 氰化物中毒性缺氧

（1）取体重相近的两只小鼠，用苦味酸标记为鼠 3、鼠 4。观察、记录正常指标后，两只小鼠均腹腔内注射 0.1%氰化钾溶液 0.2ml。

（2）观察相应指标的变化。

（3）待动物出现四肢软瘫时向鼠 3 腹腔注入 10%硫代硫酸钠溶液 0.4ml 进行解救处理；鼠 4 腹腔注射等量生理盐水 0.4ml 作对照处理。

（4）观察并记录两鼠相应指标的变化及死亡情况。

【结果】　实验结果记录于表 8-3 内。

表 8-3　小鼠几种类型缺氧实验指标变化比较

类型	呼吸功能（频率、幅度）	状态（活动度）	皮肤、黏膜颜色	肝脏颜色	血液颜色
低张性缺氧					
CO 中毒性缺氧					
亚硝酸钠中毒性缺氧					
氰化钾中毒性缺氧					

【注意事项】

1. 抓取小鼠时谨防被咬伤，抓取的正确方法为用右手轻抓鼠尾，提起小鼠置于鼠笼上，略将鼠尾向后牵拉，同时用左手的拇指、示指和中指抓住小鼠耳后项背部皮毛，以环指夹住鼠尾即可。

2. 一定要保证缺氧瓶密闭，必要时可用凡士林涂在瓶塞外面。

3. 氰化钾有剧毒，勿沾染皮肤、黏膜，实验后将物品洗涤干净。

4. 小鼠腹腔注射时，应稍靠左下腹，勿损伤肝脏；同时也应避免将药液注入肠腔或膀胱。

（丁　雷）

实验四　家兔失血性休克及治疗

问题·思考

1. 什么是休克？引起休克的常见病因有哪些？

2. 失血性休克的病程分为几个时期？各期的特点是什么？

3. 动脉血压降低是否是判定休克的唯一指标？

4. 观察急性失血性休克前后血压、心率、呼吸、尿量的变化，并探讨失血性休克的发病机制。

5. 失血性休克的救治原则及依据是什么？

【目的】

1. 复制家兔失血性休克模型。

2. 观察失血性休克前后动物血压、心率、呼吸、尿量的变化，并探讨失血性休克的发病机制。

3. 了解失血性休克的治疗，观察多巴胺对急性失血性休克的治疗作用。

【原理】

1. 休克　是指机体在严重失血失液、感染、创伤等强烈致病因素的作用下，有效循环血量急剧减少，组织血液灌流量严重不足，引起组织细胞缺血、缺氧，各重要器官的功能、代谢障碍及结构损伤的病理过程。急性失血导致血容量减少，是休克常见的病因。一般而言，急性失血（如创伤失血、胃肠溃疡出血、食管静脉出血、产后大出血等）超过总血量的20%时，即可导致急性循环障碍，组织血液灌流量严重不足，引起休克的发生。

2. 失血性休克的病程　包括微循环缺血期、微循环淤血期、微循环衰竭期，根据失血量及速度的不同，各期持续时间、病理生理改变和临床表现均有所不同。

3. 失血性休克的治疗　首先应进行止血和补充血容量，以提高有效循环血量，改善组织灌流；随后根据病情合理应用血管活性药物，改善微循环状态。本实验通过颈动脉插管放血复制失血性休克模型，观察休克发生时心血管和肺功能的改变及血管活性药物等治疗措施的效果，并探讨失血性休克的发病机制。

【材料】　兔手术台，电子秤，手术器械1套，BL-420N生物信号采集与处理系统，张力换能器，三通管，动脉夹，注射器50ml、5ml、2ml各1支，针头，纱布，丝线，导尿管，静脉输液装置。1%戊巴比妥钠溶液，生理盐水，0.5%肝素溶液，0.001%多巴胺溶液。

【方法】

1. 取家兔1只，称其体重后由家兔耳缘静脉缓慢注射1%戊巴比妥钠溶液（3ml/kg），麻醉后将其仰卧固定于兔手术台。

2. 颈动脉分离及插管，打湿并剪去家兔颈部自甲状软骨至胸骨上缘处被毛，做颈部正中切口 6～8cm，钝性分离颈部正中肌群，颈总动脉位于气管两侧。用蚊式血管钳避开鞘膜内神经，打开一侧鞘膜，分离出 2～3cm 长的颈动脉，在其下方穿二根丝线备用，用其中一根线结扎动脉远心端，随后用动脉夹夹闭近心端，用眼科剪在结扎点向向心端约 0.5cm 处剪一个 45°的小口，深度约为管径的一半。插入已备好的动脉导管（插入前应先用注射器向导管内灌满肝素生理盐水，排净气泡，关上三通开关），用穿好备用的另一根丝线将导管与动脉结扎固定（先打个结，不要太紧。然后小心放开动脉夹，若有出血，可将线略扎紧以不影响导管继续送入动脉为好，将导管送入动脉 2～4cm，扎紧，固定），再用远心端的丝线绕导管打结进一步固定，并用胶布将导管粘在兔头固定夹的口套上固定。打开三通管开关夹，通过张力换能器连接到 BL-420N 生物信号采集与处理系统，记录血压。每隔 30min 从动脉插管的三通接头处向心脏方向注入 0.5% 肝素溶液，每次 0.5ml，以防动脉导管内血液凝固。

3. 在另一侧做颈外静脉插管，以备治疗。在胸锁乳突肌外缘的颈部皮下寻找颈外静脉，仔细分离出 2～3cm 长的一段血管，在其下方穿两根丝线备用，结扎静脉远心端。用眼科剪在结扎处近端向向心方向剪一个 45°小口，深度约为管径的一半。把静脉插管与静脉输液装置管道内气体排净。插入导管并结扎（导管插入 2～3cm）。打开静脉输液装置，观察滴速以验证插管是否成功，随后以 5～10 滴/分的速度缓慢输入生理盐水。

4. 用步骤 2 方法做另一侧颈总动脉插管，以备放血。手术完毕，用生理盐水纱布覆盖手术切口部位。

5. 呼吸描记，切开家兔剑突部位的皮肤，并向下沿腹白线打开腹腔，切口长约 2cm，使剑突软骨和剑突骨柄充分暴露，认真辨认剑突内侧面附着的两块膈小肌，仔细分离剑突与膈小肌之间的组织，剪断剑突骨柄（注意压迫止血），使剑突完全游离。以弯针钩住剑突软骨，连接于张力换能器，描记呼吸运动曲线。

6. 插导尿管，用于观察每分钟尿量（滴数）。

7. 在上述各项操作均完成后，观察记录放血前的各项生理指标，包括皮肤、黏膜颜色、血压、呼吸、心率、尿量。

8. 打开颈动脉导管上的开关，将血液从颈总动脉放入注射器内。第 1 次放血量为家兔总血量的 10%[兔总血量按体重（kg）×70ml 计算]，于放血后即刻及放血后 5min 分别观察并记录上述各项指标的变化。第 2 次放血量为家兔总血量的 20%左右，使血压降至 4kPa（30mmHg），再观察记录上述各项指标的变化。

9. 20min 后，对照组快速从静脉输入生理盐水，补液量为出血量的 120%；治疗组在快速静脉输入生理盐水后（或将注射器内的血液快速从静脉输回），静脉输入 0.001%多巴胺溶液（4～5ml/min），20ml/kg，连续观察并记录上述指标。

【结果】　实验结果记录于表 8-4 内。

表 8-4　家兔失血性休克的血压、呼吸、尿量及皮肤、黏膜等变化

项目	血压	呼吸	心率	尿量	皮肤、黏膜颜色
失血前					
第 1 次放血即刻					
第 1 次放血 5min 后					
第 2 次放血后					
对照组					
治疗组					

【注意事项】

1. 麻醉剂注射量要准确，速度要慢，同时注意呼吸变化，以免过量引起动物死亡。如动物苏醒挣扎，可及时适量补充麻醉剂。

2. 实验过程中，要保持动脉插管与动脉方向一致，防止刺破血管或引起压力传递障碍。

3. 本实验手术多，手术操作时动作要轻，以减少不必要的手术性出血。由于使用了肝素抗凝，应注意将切口处的小血管结扎止血。

（丁　雷）

实验五　氨在肝性脑病发病机制中的作用

> **问题·思考**
> 1. 什么是肝性脑病？
> 2. 肝性脑病的发病机制有哪些学说？
> 3. 严重肝脏疾病时，血氨升高的常见原因有哪些？
> 4. 血氨升高后为什么能引起脑功能障碍？

【目的】　结扎家兔肝叶，阻断血流，制备急性肝功能不全的动物模型，经十二指肠插管注入复方氯化铵溶液复制肝性脑病的发生，观察氨在肝性脑病发病机制中的作用。

【原理】　肝性脑病是指在排除其他已知脑疾病前提下，继发于肝功能障碍的一系列严重的神经精神综合征。肝性脑病的发病机制非常复杂，血氨的升高与其密切相关，氨中毒学说已成为其发病机制的中心环节。氨中毒学说认为肝功能衰竭时氨代谢出现异常：血氨生成增多而清除不足，使血氨水平升高，升高的血氨通过血脑屏障进入脑组织，改变脑内神经递质，干扰脑细胞能量代谢，并抑制神经细胞膜的功能，从而引起脑功能障碍。

【材料】　兔手术台，电子秤，手术器械 1 套，5ml、20ml 注射器，十二指

肠插管，丝线。复方氯化铵溶液（氯化铵 25g，碳酸氢钠 15g，溶于 1000ml 5% 葡萄糖溶液中），1%戊巴比妥钠溶液。

【方法】

实验动物随机分为两组：手术组和假手术组。手术组家兔行肝叶结扎术+十二指肠灌注复方氯化铵溶液；假手术组家兔行假肝叶结扎术+十二指肠灌注复方氯化铵溶液。

1. 取家兔 1 只，称其体重后由家兔耳缘静脉缓慢注射 1%戊巴比妥钠溶液（3ml/kg），麻醉后仰卧固定于兔手术台上。

2. 自胸骨剑突处，沿腹白线打开腹腔，切口长约 8cm。暴露位于右上腹的肝脏。用手轻轻向尾端下压肝脏，暴露并剥离肝脏与横膈之间的镰状韧带。再将肝脏向头端翻起，剥离肝脏与胃之间的肝胃韧带。

3. 辨明肝脏分叶情况后进行肝叶结扎，用手指将粗丝线环绕于左外侧叶、左中叶、右中叶和方形叶的根部并结扎，完全阻断此部分肝叶的血流。仅保留右外侧叶和尾状叶（假手术组家兔同样分离肝脏韧带，辨明肝脏分叶，但不结扎肝叶）。

4. 沿胃幽门处向下找到十二指肠，在十二指肠肠系膜处剪一小孔，穿入一根丝线备用，用眼科剪在肠壁切一个小口，将十二指肠插管向十二指肠下部方向插入约 5cm，用备好的丝线结扎固定。

5. 用止血钳夹闭腹壁切口，关闭腹腔，生理盐水纱布覆盖切口。

6. 在十二指肠插管中注入复方氯化铵溶液，首次注入 10ml，以后每隔 5min 注入 5ml，仔细观察实验动物情况，直至痉挛发作出现时停止灌注，处死动物。记录从开始注射至痉挛发作时所用的时间以及所用的复方氯化铵溶液总量，并计算每千克体重用量。

【结果】 实验结果记录于表 8-5 内。

表 8-5　实验结果记录表

出现痉挛发作所需时间（min）	复方氯化铵溶液每千克体重用量（ml/kg）
手术组	
假手术组	

【注意事项】

1. 游离肝脏时，动作应轻柔，以免肝叶破裂出血。分离镰状韧带时，注意避免损伤横膈或肝脏血管。

2. 结扎肝叶时，结扎线应扎于肝叶根部，避免拦腰勒破肝脏。

3. 十二指肠插管应结扎牢固，切勿漏出复方氯化铵溶液于腹腔。

（丁　雷）

第九章　药理学基础实验

实验一　药物 LD_{50} 和 ED_{50} 的测定

问题·思考

LD_{50}、ED_{50}、LD_{50}/ED_{50} 的含义是什么？

【目的】　掌握 LD_{50} 和 ED_{50} 概念，了解测定方法，通过测定戊巴比妥钠的 LD_{50} 和 ED_{50} 来评价其安全性。

【原理】　药物剂量与动物反应率存在曲线关系，其量效曲线为一条长尾"S"形曲线。有些药理效应只能用全或无，阳性或阴性表示为质反应，必需用多个动物或多个实验标本以阳性率表示，如用累加阳性率对数剂量作图则呈典型对称"S"形量效曲线，曲线中间斜率最大，反应敏感，50%的反应率所对应的横坐标的值是 $\lg ED_{50}$，代表多数动物的反应水平，具有重要意义。

【材料】　小鼠笼、1ml 注射器、棉签、天平。0.9375%、0.75%、0.60%、0.48%、0.384%（LD_{50}）；0.245%、0.195%、0.155%、0.125%、0.1%（ED_{50}）戊巴比妥钠溶液、苦味酸溶液、生理盐水等。小鼠（体重 18~22g）。

【方法和结果】

1. 戊巴比妥钠的 LD_{50} 的测定（实验示例）　小鼠随机分为 5 个剂量组，每组各 10 只，称重并标记。各组分别腹腔注射戊巴比妥钠溶液 76.8mg/kg、96.0mg/kg、120.0mg/kg、150.0mg/kg、187.5mg/kg（0.2ml/10g）；注射后 24h，记录各组死亡鼠数并填入表中（表 9-1）。实验完毕后，按改良寇氏法公式进行计算：

$$LD_{50}=\log^{-1}[X_m-i\,(\textstyle\sum P-0.5\,)]$$

其中：X_m，最大剂量的对数值；i，相邻两组剂量对数值之差；P，各组动物死亡率，用小数表示（如死亡率为 80%，应写成 0.80）；$\sum P$，各组动物死亡率之总和。

表 9-1　不同剂量戊巴比妥钠对小鼠死亡的影响

组别	剂量（mg/kg）	实验鼠数（只）	死亡鼠数（只）	死亡率	LD_{50}（mg/kg）
1	187.5	10	10	1.0	
2	150.0	10	7	0.7	
3	120.0	10	6	0.6	
4	96.0	10	2	0.2	
5	78.6	10	0	0	

2. 戊巴比妥钠的 ED_{50} 的测定　小鼠随机分组：5 个剂量组，每组各 10

只。称重并标记。各组分别腹腔注射戊巴比妥钠 20mg/kg、25mg/kg、31mg/kg、39mg/kg、49mg/kg（0.2ml/10g）；以翻正反射消失为入睡指标，给药 15min 后，记录各组睡眠鼠数填入表 9-2。

$$ED_{50}= \log^{-1}[X_m-i(\sum P-0.5)]$$

3. 计算戊巴比妥钠的治疗指数（LD_{50}/ED_{50}）。

表 9-2 不同剂量戊巴比妥钠对小鼠睡眠的影响

组别	剂量（mg/kg）	实验鼠数（只）	睡眠鼠数（只）	反应百分率	ED_{50}（mg/kg）
1	49	10			
2	39	10			
3	31	10			
4	25	10			
5	20	10			

（孙　莹）

实验二　有机磷酸酯类中毒及解救

问题·思考

1. 为更好地验证药物的解救作用，请对本实验设计进行改进。
2. 治疗有机磷酸酯类中毒为什么要联合应用阿托品和胆碱酯酶复活药？

【目的】　观察敌敌畏诱发的小鼠中毒现象，了解阿托品和解磷定的解毒作用。

【原理】　有机磷酸酯类抑制胆碱酯酶活性，促使内源性递质乙酰胆碱大量积聚，诱发中毒症状。阿托品阻断 M 受体，控制中毒小鼠的 M 样中毒症状；解磷定作为胆碱酯酶复活剂，复活胆碱酯酶，进而使各种中毒症状得以缓解。

【材料】　鼠笼 2 个、1ml 注射器 2 支、2ml 注射器 1 支、卫生纸、搪瓷盘 2 个、粗天平。0.1%敌敌畏溶液，0.5%解磷定溶液，0.1%阿托品溶液、苦味酸溶液、生理盐水等。小鼠（体重 18～22g）。

【方法】

1. 每组取小鼠 3 只，称重、标记。观察小鼠正常活动，唾液，大小便与有无肌震颤等（观察方法见附）。

2. 3 只小鼠按 0.1ml/10g 皮下注射 0.1%敌敌畏溶液（10mg/kg）后，第 1 只小鼠按 0.1ml/10g 腹腔注射生理盐水。第 2 只小鼠立即按 0.1ml/10g 腹腔注射 0.1%阿托品溶液（10mg/kg），第 3 只小鼠立即按 0.1ml/10g 腹腔注射 0.5%解磷定溶液（100mg/kg），然后继续观察上述指标的变化，并分别记录结果。

【结果】　将所观察的实验结果填入表 9-3。

表 9-3　有机磷酸酯类中毒及阿托品和解磷定的解救作用

组别	剂量（mg/kg）	观察指标			
		唾液	大小便	肌震颤	活动
生理盐水组					
阿托品组					
解磷定组					

附：症状指标的观察法

唾液：用双层卫生纸按吸嘴部，纸上水印大小用+、++、+++或－表示。

大小便：按量的多少用+、++、+++或－表示。

肌震颤：用手触其背或抓起看其下肢肌肉颤动情况，按程度不同亦以+、++、+++或－表示。

活动：记录一般活动情况，注意有无兴奋、惊厥、抑制现象。

（吴登攀）

实验三　拟、抗胆碱药对家兔离体肠管的作用

> **问题·思考**
> 胃肠绞痛时可用哪些药物治疗？为什么？

【目的】

1. 观察拟、抗胆碱药对家兔离体肠管的作用。

2. 掌握离体肠肌实验方法。

3. 进一步熟悉 BL-420F 生物信号采集与处理系统的使用。

【原理】　离体家兔肠平滑肌有丰富的 M 受体，当 M 受体兴奋时，肠平滑肌收缩，而 M 受体被阻断时，肠平滑肌松弛。乙酰胆碱激动 M 受体，促使肠肌兴奋收缩；阿托品作为 M 受体阻滞剂，可对抗乙酰胆碱兴奋肠肌的作用；毒扁豆碱为易逆性抗胆碱酯酶药，促使肠肌递质乙酰胆碱迅速增加，亦可促使肠肌兴奋收缩。

【材料】　计算机、BL-420F 生物信号采集与处理系统、CW-3G 恒温平滑肌槽、张力换能器、培养皿、手术器械、烧杯、丝线、1×10^{-4}mol/L 与 1×10^{-6}mol/L 氯化乙酰胆碱溶液、1×10^{-3}mol/L 硫酸阿托品溶液、1×10^{-3}mol/L 水杨酸毒扁豆碱溶液、蒂罗德液（台氏液）、家兔。

【方法】

1. 取家兔 1 只，由耳缘静脉注射空气致死，立即剖腹，剪取空肠肠段，置于充氧的台氏液中，将肠内容物冲洗干净，切勿损伤肠肌，然后将空肠剪成 2cm 左右的肠段备用。

2. 将张力换能器插头插入 BL-420F 生物信号采集与处理系统的信号采集处理器面板第 2 通道插口处，并进入"药物对离体肠管的作用"实验工作状态。设置适合参数，调节 CW-3G 恒温平滑肌槽水浴温度至 38℃±0.5℃，浴管中加 30ml 台氏液预热，且通气量调节为每分钟 30 个气泡。

3. 取备用家兔肠管一段，两端用线结扎（对角线结扎），一端固定于浴管套管的金属环上，置于盛有 30ml 台氏液的浴管内；另一端从套管中拉出，将线与张力换能器垂直相连，调节静止张力至 2.0g 左右。待肠管稳定后（约 15min），记录正常肠收缩曲线，同时进行"正常"标注。

4. 按下列顺序向台氏液中加药。

（1）10^{-4}mol/L 氯化乙酰胆碱溶液 0.45ml，待收缩达高峰时加入（2）。

（2）10^{-3}mol/L 硫酸阿托品溶液 0.9～1.2ml，观察肠管是否松弛。待作用明显后再加入（3）。

（3）10^{-4}mol/L 氯化乙酰胆碱溶液 0.45ml，观察肠管反应与（1）有何不同？暂停采样，用台氏液换洗 2 次，每次 2min，于浴管内加入同前量的台氏液，待稳定后，继续采样，记录一段正常收缩曲线。

（4）10^{-6}mol/L 氯化乙酰胆碱溶液 0.45ml，反应与（1）比较，按前法换洗 2 次。

（5）10^{-3}mol/L 水杨酸毒扁豆碱溶液 0.15ml。

（6）在（5）的作用基础上再加入 10^{-6}mol/L 氯化乙酰胆碱溶液 0.45ml，观察肠管的反应。按前法换洗 2 次。

（7）10^{-3}mol/L 硫酸阿托品溶液 0.9～1.2ml，反应与（2）比较。

上述每次加药前均进行标注。

【结果】 以图示记录实验结果。

【注意事项】

1. 结扎操作在台式液中进行，速度要快，以免肠肌失活。

2. 肠肌悬于浴管内，避免紧贴金属套管和浴管内壁。

3. 连线与换能器垂直相连，张力适度。

（黄金兰）

实验四　传出神经系统药物对家兔血压的影响

问题·思考

1. 在本实验中，为何阿托品和未知药的给药速度较慢？

2. 为什么实验的结果可以说明肾上腺素既作用于 α 受体，又作用于 β 受体？

3. 在整体情况下，讨论三种拟肾上腺素药对血压作用的异同点。

【目的】

1. 观察传出神经系统药物对家兔血压的影响。

2. 重复给予三种儿茶酚胺类药物后,分析未知药物 A 或 B 的作用机制。

【原理】

1. 乙酰胆碱可产生降压作用,最主要的原因是其激动血管内皮细胞 M_3 受体,促进 NO 释放;阿托品作为非选择性的 M 受体阻滞剂,可对抗之。

2. 肾上腺素作为 α、β 受体激动剂,较大剂量静脉注射,典型的血压曲线为先迅速地升压和后缓慢地降压;去甲肾上腺素主要激动 α 受体,具有显著的升压作用;异丙肾上腺素为非选择性 β 受体激动剂,其综合效应表现为血压明显下降。

【材料】

计算机、BL-420F 生物信号采集与处理系统、压力换能器、动脉导管、手术器械 1 套、动脉夹、丝线、纱布、胶布、婴儿秤、兔手术台、固定绳、烧杯、头皮静脉针、注射器等。0.001%乙酰胆碱(ACh)溶液、0.5%阿托品(Atro)溶液、0.005%肾上腺素(Adr)溶液、0.005%去甲肾上腺素(NA)溶液、0.005%异丙肾上腺素(Isop)溶液、3%戊巴比妥钠溶液、1%肝素溶液、未知药 A(安瓿)、未知药 B(配制溶液)。家兔,雌雄不拘,体重 2~3kg。

【方法】

1. 将压力换能器与 BL-420F 生物信号采集与处理系统第 1 通道相连。

2. 取家兔一只,称重后,以 3%戊巴比妥钠溶液 1ml/kg(30mg/kg)进行耳缘静脉注射麻醉。将家兔仰卧位固定于兔手术台上。将颈部的长毛剪短即可(不必过短),正中切开长约 5cm 皮肤,于颈部中间部位进行肌肉的钝性分离,于气管的右侧或左侧分离出颈总动脉,去除表面的结缔组织,游离一段约 2cm 的血管,穿两根线,其中一根结扎其远心端,于近心端用动脉夹阻断血流;在靠近结扎端(远心端)斜剪一个小开口,向心脏方向插入已充满肝素、生理盐水的动脉导管,用另一根线牢固结扎固定。然后调节压力换能器,使其高度与家兔心脏高度一致或略高于家兔心脏。

3. 若麻醉时使用注射器,此时可于家兔耳缘静脉插入头皮针,并推注少量生理盐水,确保给药通道通畅。

4. 缓慢打开动脉夹,即见有血液冲入动脉导管内,并有波动。然后用湿纱布盖住手术视野。此时,于耳缘静脉注入 1%肝素溶液 0.5ml/kg(5mg/kg)以进行体内抗凝。

5. 打开计算机,双击桌面上的 BL-420F 生物信号采集与处理系统软件快捷方式的图标,选择"实验项目(M),8 药理学实验模块,药物对动物血压的影响(5)",开始记录血压曲线。选择合适参数,记录一段正常血压曲线并标注。以下每次给药后均应及时标记所给药物名称。

6. 按下列分组依次给药。每次给药后，都要推注约 1ml 的生理盐水以将头皮针塑料管内残留的药液冲入体内，保证药量准确。

甲组：

（1）ACh	0.001%	0.2ml/kg（2µg/kg）
（2）Atro	0.5%	0.4ml/kg（2mg/kg）
（3）ACh	0.001%	0.2ml/kg（2µg/kg）
（4）Adr	0.005%	0.1ml/kg（5µg/kg）
（5）NA	0.005%	0.1ml/kg（5µg/kg）
（6）Isop	0.005%	0.1ml/kg（5µg/kg）
（7）未知药 A	1%	0.25ml/kg（2.5mg/kg）

10min 后：

（8）重复（4）（5）（6），方法剂量同上。

乙组：

（1）～（6）同甲组。

（7）未知药 B　　　0.1%　　　0.5～0.8ml/kg（0.5～0.8mg/kg）。

10min 后：

（8）重复（4）（5）（6），方法剂量同上。

7. 数据整理。末次给药后 5～8min 可停止记录，保存结果并对观察的结果进行分析和记录，便于书写实验报告。

【结果】

观察每次给药前后平均动脉血压的变化并分析其原因。综合三种儿茶酚胺类药物给未知药前及后的血压变化程度及方向，分析未知药 A 或 B 的作用机制，即可能与哪种受体有关（表 9-4）。

表9-4　给药前后血压变化

药物名称	药物剂量	平均动脉血压（mmHg）	
		用药前	用药后

（刘耀武）

实验五　地西泮的抗惊厥实验

问题·思考

苯二氮䓬类药物的药理作用有哪些，有何临床用途？与巴比妥类进行比较有何优点？

【目的】　观察地西泮对电刺激所引起的小鼠惊厥的作用及原因。

【原理】　地西泮是苯二氮䓬类药物，具有抗焦虑、镇静催眠、抗惊厥抗癫痫、中枢性肌肉松弛的作用。地西泮能够增强 GABA 能神经的传递功能，还能增强 GABA 与 GABA$_A$ 受体结合，使 Cl^- 通道开放频率增加，引起突触后膜超极化，产生中枢抑制作用。

【材料】　计算机、BL-420F 生物信号采集与处理系统、天平、鼠笼、注射器、棉签、0.5%地西泮溶液、苦味酸溶液、生理盐水；小鼠（18～22g）。

【方法】

1. 取小鼠 2 只，分组用苦味酸溶液标记、称重并记录。

2. 对照组腹腔注射生理盐水 0.04ml/10g，地西泮组腹腔注射 0.5%地西泮溶液 0.04ml/10g。

3. 20min 后分别给予电刺激（1 次/秒），观察用药组在相同条件下是否出现明显的强直性惊厥，若 20 次时不出现惊厥，停止刺激，可断定 20 次以上也不出现惊厥。

【结果】　记录对照组的惊厥次数，观察地西泮组电刺激 20 次时是否出现惊厥，两组进行比较并说明原因。

【注意事项】

1. 两只鳄鱼夹分别浸润生理盐水以增加导电性。

2. 一只鳄鱼夹夹住小鼠的下唇，另一只夹住小鼠的一只耳朵，两根线分开提起，将小鼠悬空。

3. 上面两步一切准备就绪后，才可以开始给予电刺激。

（黄金兰）

实验六　氯丙嗪对大鼠体温和活动的影响

问题·思考

抗精神病药的分类及吩噻嗪类药物的药理作用。

【目的】　观察氯丙嗪对大鼠体温和活动的影响，并联系其在临床中的应用。

【原理】　氯丙嗪是吩噻嗪类中的二甲胺类抗精神病药，为强效的非选择性多巴胺受体阻滞剂，主要阻断脑内四条通路的多巴胺受体，其中阻断中脑-边缘系统和中脑-皮质系统的多巴胺受体，与其产生抗精神分裂症作用有关；氯丙嗪对下丘脑体温调节中枢有很强的抑制作用，可干扰机体的正常散热机制。

【材料】　大鼠笼、电子式肛温表、1ml 注射器 3 支、棉签、帆布手套、粗天平。1%氯丙嗪溶液、苦味酸溶液、生理盐水。大鼠，雌雄不拘，体重 180～

230g。

【方法】

1. 动物分组　取两只大鼠，用棉签蘸苦味酸溶液标记、称重并记录，分别观察活动情况，同时记录实验室的室温。

2. 测量肛温基础值　测量时用左手手掌按住鼠背，拇指及示指捏住鼠尾根部轻轻上提，右手持肛温表轻轻插入肛门，应浸没肛温表的金属头，按照说明书要求进行测定及读数。

3. 给药　测量正常肛温后，一只鼠腹腔注射 1%氯丙嗪溶液 0.2ml/100g，另一只鼠腹腔注射生理盐水 0.2ml/100g，以后每隔 20min 测一次肛温并记录，直至给药后 1h，同时观察活动情况并做好记录。

【结果】　列表比较两组体温及活动的变化（表 9-5）；以体温为纵坐标、时间为横坐标绘图，比较两组间体温差异。

表 9-5　氯丙嗪对大鼠体温及活动的影响　　　　　　　　（室温：℃）

组别	体重（g）	剂量（mg/kg）	体温（℃）				活动
			0min	20min	40min	60min	
氯丙嗪							
生理盐水							

【注意事项】

1. 如果使用雌鼠，注意分清楚雌鼠的肛门与阴道，紧靠尾根的腔道是肛门。

2. 测量肛温时，应严格按照电子式肛温表的说明书要求进行，保证每次测量结果准确。

3. 肛温表插入时宜先向下平行脊柱，动作宜轻；每次测量体温时，实验动物应尽量保持安静。

（刘耀武）

实验七　小鼠扭体法镇痛实验

问题·思考

哌替啶的临床用途有哪些？

【目的】　观察哌替啶的镇痛作用，掌握扭体法的镇痛实验方法。

【原理】　哌替啶是阿片类镇痛药，主要是激动阿片受体，减弱或阻滞痛觉信号的传入，产生镇痛作用。

【材料】　鼠笼、钟罩及搪瓷盘各 1 个、1ml 注射器 3 支、棉签、粗天平。0.5%哌替啶溶液、苦味酸溶液、生理盐水、0.6%乙酸溶液。小鼠（18～22g）。

【方法】

1. 取小鼠两只，用棉签蘸苦味酸溶液标记、称重并记录。

2. 分别腹腔注射 0.5% 哌替啶溶液 0.1ml/10g（50mg/kg），生理盐水 0.1ml/10g。

3. 给药 20min 后，每只鼠腹腔注射 0.6% 乙酸溶液 0.1ml/10g，分别观察并记录 30min 内各鼠出现的扭体反应（腹部收缩呈"S"形，身体扭曲，后肢伸展及蠕行等）及扭体次数而作为疼痛反应的指标，然后计算药物的镇痛百分率。

药物的镇痛百分率=（生理盐水组鼠扭体次数−给药组鼠扭体次数）/ 生理盐水组鼠扭体次数×100%

【结果】 统计各组的结果，计算出药物的镇痛百分率。

【注意事项】

1. 乙酸应新鲜配制。

2. 室温不能低于 12℃。

3. 腹腔注射方法应正确，否则影响实验结果。

（孙　莹）

实验八　普萘洛尔抗心律失常作用

> **问题·思考**
> 1. 常用的实验性动物心律失常模型有哪些？原理及其注意事项是什么？
> 2. 肾上腺素诱导家兔心律失常的原理、注意事项及优缺点是什么？
> 3. 普萘洛尔抗心律失常的原理是什么？有哪些不良反应？
> 4. 为什么实验中需要严格控制肾上腺素和普萘洛尔的给药速度？
> 5. 分析普萘洛尔前、后两次给予肾上腺素后，家兔心电图变化不同的原因。判断普萘洛尔发挥抗心律失常作用是针对的哪一次。

【目的】

1. 了解肾上腺素诱导家兔心律失常的实验方法。

2. 观察普萘洛尔抗家兔心律失常的作用。

3. 总结并掌握临床使用肾上腺素及普萘洛尔注射液时的注意事项。

【原理】 肾上腺素可以通过激动心脏 β_1 和 β_2 受体，使心脏自律性增高、加快心率、心肌收缩力，加强传导，提高心肌兴奋性。同时，心肌代谢增加，耗氧量增加。因此，如剂量过大或者注射速度过快，可造成心律失常（如室性期前收缩、室性心动过速甚至心室颤动）。普萘洛尔是非选择性 β 受体阻滞剂，可以拮抗肾上腺素所致的心律失常。

【材料】 健康家兔，雌雄不拘，体重 2～2.5kg。计算机、BL-420F 生物信号采集与处理系统、针形电极、动物秤、兔手术台、兔固定绳、大号金属注射器头、注射器、头皮针、胶布、药棉。3% 戊巴比妥钠溶液、生理盐水、0.01% 盐酸肾上腺素溶液、0.1%普萘洛尔溶液。

【方法】

1. 麻醉　家兔称重，将 3%戊巴比妥钠溶液以 30mg/kg（1ml/kg）的剂量从家兔耳缘静脉缓慢注射麻醉。

2. 固定　将家兔仰卧位固定在兔手术台上，在家兔皮下分别插入针型电极（右前肢为白色电极，右后肢为黑色电极，左后肢为红色电极），注意电极不能穿入肌肉内。

3. 记录

（1）将电极与主机信号采集器相连，双击 Windows 操作系统桌面上的"BL-420F 生物信号采集与处理系统"图标，进入系统。

（2）进入"实验项目"里的"药理学实验"，打开"心律失常"模块，调好基线，记录家兔Ⅱ导联心电图，如图 9-1 所示。

（3）家兔耳缘静脉插入充满生理盐水的头皮针并固定，静脉注射生理盐水 1.0ml/kg，标注为"正常心电图"，以下每次给药时均标注药物名称。

4. 给药

（1）于家兔耳缘静脉 10s 内匀速注入 0.01%盐酸肾上腺素溶液 40μg/kg（0.4ml/kg），观察心电图改变，并记录心律失常出现的时间（此为心律失常出现的潜伏期）。5～6min 后，家兔心电图大多会恢复正常窦性心律，计算心律失常的总持续时间。

当家兔恢复正常窦性心律后，等待 5～10min，让心脏充分恢复。

（2）于家兔耳缘静脉缓慢注入 0.1%普萘洛尔溶液 1.0mg/kg（1.0ml/kg，在 1min 内缓慢匀速注完），10min 后重复注射 0.01%盐酸肾上腺素溶液（给药量及给药方法与第一次相同），记录 5～6min 心电图，待家兔恢复窦性心律后停止采样。观察、分析实验结果。

【结果】

1. 家兔Ⅱ导联正常心电图（图 9-1）

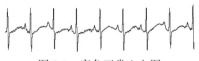

图 9-1　家兔正常心电图

2. 肾上腺素诱导的家兔心律失常心电图改变，见图 9-2。

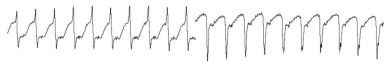

图 9-2　肾上腺素诱导家兔心律失常心电图变化

3. 实验数据记录表（表 9-6）

表 9-6　普萘洛尔对肾上腺素诱导家兔心律失常的影响

分组	给予大剂量肾上腺素后	
	心律失常的潜伏期（s）	心律失常的持续时间（s）
生理盐水		
普萘洛尔		

【注意事项】

1. 肾上腺素溶液需现用现配，避光保存。严格控制肾上腺素两次给药的速度，既要避免给药速度过慢，因为给药过慢，药物被代谢使得药物浓度降低而观察不到心律失常，也要避免给药速度过快，过快会诱发家兔肺水肿或严重心律失常、心力衰竭而造成家兔死亡。另外，前后两次给予肾上腺素的速度和剂量应相同。

2. 因为心律失常出现较快且维持时间相对较短，需要及时观察、准确计算和记录。

3. 普萘洛尔给药速度需慢，防止普萘洛尔过度抑制心脏从而引起动物死亡。

（李　梅）

实验九　利多卡因对强心苷诱发心律失常的拮抗作用

> **问题·思考**
> 1. 强心苷中毒的主要表现有哪些？
> 2. 哪些药物可用于强心苷心脏毒性的治疗？其作用机制分别是什么？

【目的】　观察过量毛花苷丙致心律失常作用和利多卡因的抗心律失常作用。

【原理】

1. 利多卡因是轻度钠通道阻滞剂，主要用于室性心律失常的治疗。

2. 强心苷中毒时可导致快速型心律失常（如室性期前收缩、二联律、三联律、室性心动过速、心室颤动等）。

【材料】　家兔。BL-420F 生物信号采集与处理系统、心电输入接线、兔手术台、婴儿秤、1ml 及 5ml 注射器、4 号及 7 号针头、固定绳、酒精棉球等。3%戊巴比妥钠溶液、0.02%毛花苷丙溶液、0.5%利多卡因溶液、生理盐水。

【方法】

1. 取家兔 1 只，称重，将 3%戊巴比妥钠溶液 1ml/kg 于家兔耳缘静脉注射麻醉。

2. 将家兔仰卧位固定于兔手术台上，在四肢皮下分别插入针型电极：右前肢为白色，左后肢为红色，右后肢为黑色。

3. 将心电输入接线插入第 3 通道，开机并进入 BL-420F 生物信号采集与处理系统，点击"开始"按钮，记录一段正常的心电图并标记。

4. 家兔耳缘静脉插入头皮针，于耳缘静脉快速静脉注射 0.02%毛花苷丙溶液（5ml/kg），5～10s 注完，保持采样一段时间，当出现室性期前收缩心电图后，立即缓慢注射 0.5%利多卡因溶液（1ml/kg）。给药后需注意标记。

5. 心电图恢复正常后，停止采样，分析实验结果。

【结果】 实验结果见表 9-7。

表 9-7 利多卡因对强心苷诱发的心律失常的拮抗作用

	给药前	强心苷	利多卡因
心率			
心电图			

【注意事项】

1. 毛花苷丙给药速度要快。

2. 实验过程中需仔细观察心电图变化，随时做好抢救准备。

3. 利多卡因静脉注射速度宜慢，以免引起缓慢型心律失常。

（周成华）

实验十 肝素、双香豆素、枸橼酸钠的抗凝血作用

问题·思考

1. 肝素、双香豆素、枸橼酸钠的抗凝血作用特点有何不同？

2. 与肝素相比，低分子量肝素的抗凝血特点是什么？

【目的】 观察抗凝血药物的体外抗凝作用。

【原理】 肝素通过激活抗凝血酶Ⅲ，增强其灭活凝血酶及凝血因子Ⅻa、Ⅺa、Ⅸa、Ⅹa 而产生迅速强大的抗凝血作用。双香豆素类药物的结构与维生素 K 相似，可竞争性抑制维生素 K 环氧化物还原酶，妨碍维生素 K 的循环再利用而产生抗凝作用。而枸橼酸钠能与钙形成一种可溶性而难解离的络合物—— 枸橼酸钠钙，妨碍钙离子的促凝作用而产生抗凝血作用。

【材料】 试管、试管架、移液管（1ml）4 支、快速恒温水箱、注射器（5ml、1ml）、记号笔、计时器；0.5%枸橼酸钠溶液、10U/ml 肝素溶液、3%氯化钙溶液、0.5%双香豆素混悬液、生理盐水；家兔 1 只。

【方法】

1. 取清洁干燥试管 4 支，用记号笔在试管壁上做标记，分别加入 0.5%枸橼酸钠溶液、10U/ml 肝素溶液、0.5%双香豆素混悬液、生理盐水各 0.25ml。

2. 家兔心脏穿刺取血 4ml，迅速向上述每支试管中注入 1ml，充分混匀后放入 37℃±0.5℃恒温水浴中。

3. 给药后每隔 30s 将每支试管轻轻倾斜 90°，观察血液是否流动，不流动即为凝血。记录凝血时间及各试管出现的现象。

4. 15min 后，在未凝血试管中加入 3%氯化钙溶液，摇匀，再次观察是否出现凝血。

【结果】 列表记录。

【注意事项】

1. 试管需管径均匀，清洁干燥。

2. 心脏穿刺取血时动作要快，以防凝血。从取血至试管放入恒温水浴的时间不得超过 3min。

3. 各种药物取量要准确。

4. 控制好水浴温度。

（王　允）

实验十一　糖皮质激素的抗炎作用

> **问题·思考**
>
> 　1. 糖皮质激素的临床应用有哪些？
>
> 　2. 常见的糖皮质激素类药物有哪些？

【目的】

1. 观察糖皮质激素的抗炎作用。

2. 学习用鸡蛋清诱发大鼠足跖急性炎症肿胀的实验方法。

【原理】

1. 常用炎症模型

（1）急性炎症模型：大鼠足跖角叉菜胶、异体蛋白致肿法，小鼠耳二甲苯致炎法。

（2）亚急性炎症模型：大鼠棉球肉芽肿法、大鼠皮下气囊法。

（3）免疫性炎症模型：大鼠佐剂性关节炎。

2. 氢化可的松抗炎作用机制　氢化可的松进入细胞后，激活胞质中糖皮质激素受体，后者进入细胞核，与特异性 DNA 位点相结合，影响基因转录，使炎症介质相关蛋白的表达发生变化，进而对炎症细胞和分子产生影响而发挥抗炎作用。

【材料】 大鼠笼、电子天平、注射器（2ml、1ml）、软尺、记号笔；50%氢化可的松溶液、10%新鲜蛋清溶液、苦味酸溶液、生理盐水等；大鼠（体重150～200g）。

【方法】

1. 取实验动物，称重，标记。

2. 将大鼠右后足拉直，用记号笔在踝关节处做标记，并用软尺在关节标记处测定周长 2 次，求其平均值作为给药前周长。

3. 分别给予大鼠相应药物：空白对照组给生理盐水，受试组给氢化可的松。给药方式为腹腔注射，给药容量为 0.5ml/100g。

4. 30min 后，在每鼠右后足掌心进针至踝关节附近，皮下注射 10%新鲜蛋清溶液每只 0.1ml，每隔 15min 测定踝关节处周长。

【结果】

1. 计算肿胀度

$$肿胀度=（致炎后周长-给药前周长）/给药前周长×100\%$$

2. 全班结果汇总，绘制时效曲线，采用重复测量方差分析进行检验。

（王 允）

实验十二 硫喷妥钠对呼吸的抑制及尼可刹米的解救作用

问题·思考

1. 硫喷妥钠呼吸抑制的药理机制是什么？

2. 实验中静脉注射硫喷妥钠时为什么要先快后慢？

3. 尼可刹米解救呼吸抑制的作用机制是什么？

4. 根据实验所见，总结临床用硫喷妥钠麻醉及尼可刹米时应注意哪些问题？

【目的】

1. 观察硫喷妥钠静脉大剂量给药引起的家兔呼吸抑制的表现。

2. 观察尼可刹米对呼吸抑制的解救作用并掌握使用注意事项。

【原理】

硫喷妥钠属于超短效巴比妥类中枢镇静催眠药，具有脂溶性高、起效快的特点，故临床上常用于静脉麻醉、诱导麻醉等。但若大剂量快速静脉给药，硫喷妥钠会明显抑制呼吸中枢，使呼吸频率及呼吸幅度变小，严重时可致呼吸停止。

尼可刹米通过刺激颈动脉体化学感受器反射性兴奋呼吸中枢，提高呼吸中枢对二氧化碳的敏感性，也可选择性地兴奋延髓呼吸中枢，使呼吸加深加快，缓解呼吸抑制，是临床上常用的中枢性呼吸和循环衰竭、麻醉剂及其他中枢抑制药中毒的解救药。

【材料】

健康家兔，雌雄不拘，体重 2～2.5kg。

计算机、BL-420F 生物信号采集与处理系统、张力换能器、动物秤、兔手术台、兔固定绳、注射器、头皮针、胶布、药棉、丝线、止血钳、弯眼科镊。

3%戊巴比妥钠溶液、生理盐水、1%硫喷妥钠溶液、5%尼可刹米溶液。

【方法】

1. 镇静　家兔称重后，于耳缘静脉注射 3%戊巴比妥钠溶液 18mg/kg（0.6ml/kg）镇静。

2. 固定　将家兔仰卧位固定在兔手术台上，以剑突为中心沿腹白线剪 3～5cm 纵向切口，暴露剑突下软骨，将剑突用止血钳轻轻提起，小心翻转，暴露出附着在剑突下的膈肌肌束，用弯眼科镊小心分离膈肌肌束，穿丝线，结扎膈肌肌束。将线的另一端与张力换能器连接，调节好丝线的张力，使之能在计算机中清晰地反映出呼吸运动的幅度和频率，并记录一段正常的呼吸曲线。

3. 记录　将张力换能器与 BL-420F 生物信号采集与处理系统第 1 通道相连。家兔耳缘静脉固定充满生理盐水的头皮针，静脉注射生理盐水 1ml/kg，观察家兔呼吸频率及呼吸幅度，记录呼吸曲线并标注为"正常"，然后依下面的给药顺序依次给药，每次给药后均标明药物名称。

4. 给药

（1）缓慢静脉注射 1%硫喷妥钠溶液 3ml/kg（1min 左右），密切观察呼吸曲线的变化，一旦发现呼吸频率或呼吸幅度减小到正常值一半时立即停止给药，并立即给予解救药。

（2）解救：5%尼可刹米溶液 0.5ml/kg，观察呼吸曲线的变化。

5. 待呼吸频率及幅度恢复正常，停止采样，结束实验。

【注意事项】

1. 家兔正常呼吸频率为 30～60 次/分。

2. 静脉注射硫喷妥钠时一定要边注射边观察呼吸曲线的变化，注意给药速度，一般应先快后慢，一旦观察到呼吸频率或呼吸幅度明显减小，应立即停药并给予解救药尼可刹米，防止出现过度呼吸抑制，抢救不力，导致家兔死亡。

3. 给予药物硫喷妥钠前应将尼可刹米溶液一并抽好备用，一次给药，如解救效果不佳，可以重复给药 2～3 次。

（李　梅）

实验十三 呋塞米对家兔的利尿作用及其对钠离子排泄的影响

问题·思考

1. 呋塞米利尿作用的机制是什么？其临床应用包括哪些？
2. 呋塞米对肾脏的浓缩和稀释功能有什么影响？为什么？

【目的】

1. 观察呋塞米对家兔尿量的影响。

2. 通过尿钠测定，观察呋塞米对尿中钠离子排泄的影响。

【原理】 呋塞米是高效能利尿药，通过抑制髓袢升支粗段 Na^+- K^+-$2Cl^-$ 共转运体，抑制 Na^+ 和 Cl^- 的重吸收。

【材料】 家兔（雄性，2.5～3kg）。722N 型分光光度计、离心机、兔手术台、10 号导尿管、婴儿秤、离心管 3 支、小试管 5 支、吸管 5ml 和 2ml 各 2 支、注射器 5ml 3 支和 20ml 2 支、量筒 50ml 2 个、烧杯 1 个、头皮针、胶布等。0.1%呋塞米、生理盐水、液状石蜡、无水乙醇、2%焦性锑酸钾溶液、钠标准液、3%戊巴比妥钠溶液。

【方法】

1. 实验前一天和实验当天早晨应给家兔多饲富含水分饲料。取雄兔 1 只，称重后用 3%戊巴比妥钠溶液 1ml/kg 于家兔耳缘静脉注射麻醉，麻醉后将家兔仰卧位固定于兔手术台上。

2. 将 10 号导尿管头端蘸少许液状石蜡，自尿道口插入膀胱 8～12cm，即可见尿液滴出，然后用胶布将导尿管固定于家兔身上，轻压下腹部，使膀胱内残余尿排尽。

3. 于家兔耳缘静脉注射生理盐水 10ml/kg，收集 20min 尿液作为用药前的正常尿量。然后，耳缘静脉注射 0.1%呋塞米 1.5ml/kg，收集用药后 20min 的尿液。分别记录用药前和用药后的尿量，并测定用药前和用药后尿液中钠离子的含量。

4. 尿钠测定。取用药前和用药后尿液各 0.1ml 分别加入无水乙醇 1.9ml 后充分振摇，然后离心 10min（转速为 1500r/min），取离心后的上清液按表 9-8 操作。采用 722N 型分光光度计，以空白管调零，测定 520nm 波长处的光密度值。

表 9-8 尿钠测定结果

试剂	测定管	标准管	空白管
尿上清液（ml）	0.5	0	0
钠标准液（ml）	0	0.5	无水乙醇 0.5
2%焦性锑酸钾（ml）	5	5	5

【结果】

总尿钠计算：

$$[Na^+]_测（mg/ml）=测定管光密度/标准管光密度×[Na^+]_标（0.15mg/ml）$$

$$总尿钠（mg）=[Na^+]_测×20min\ 尿量×20$$

注：20 表示测定管尿液的稀释倍数，即 0.1ml 尿液加无水乙醇 1.9ml 后，稀释至 2ml。

【注意事项】

1. 插导尿管时动作宜轻柔，以免损伤尿道。

2. 尿钠浓度测定时加无水乙醇后应用力振摇，使迅速沉淀，致使蛋白颗粒均匀。

3. 标准液需临用前现配。

4. 操作完毕应立即比色，久置颗粒变粗会影响结果。

（周成华）

实验十四　青霉素 G 钾盐与青霉素 G 钠盐的毒性比较

问题·思考

临床应用青霉素 G 钾盐和青霉素 G 钠盐时应注意哪些问题？

【目的】

1. 观察快速静脉注射青霉素 G 钾盐和钠盐对小鼠心肌的毒性。

2. 练习小白鼠尾静脉注射技术。

【原理】 高血钾时动作电位 0 期膜内电位上升的速度减慢，幅度减小，因而兴奋的扩布减慢，传导性降低，可发生传导延缓或阻滞，进而易形成折返并引起包括心室纤维颤动在内的多种心律失常。严重的高钾血症时可因心肌兴奋性消失或严重的传导阻滞而导致心搏骤停，小鼠快速死亡。

【材料】 鼠笼、1 ml 注射器 2 支、4 号半针头 2 个、酒精棉球少许、天平、玻璃罩。10 万 U/ml 青霉素 G 钾溶液，10 万 U/ml 青霉素 G 钠溶液、苦味酸溶液、生理盐水等。小鼠。

【方法】 取小鼠 2 只，称重，标记。注射前将小鼠固定，用左手的示指、中指、环指及大拇指将小鼠尾巴固定，尾部用酒精棉球擦之，使血管扩张，或用手指按住注射血管部位近心端，使血管充血，用 4 号针头距尾尖 1/4 或 1/3 处进针，如果针头在血管中前进，感觉针行通畅无阻力，表示针头在血管内，此时分别快速注射青霉素 G 钾溶液和青霉素 G 钠溶液。用量为 0.10ml/10g，观察两鼠反应情况。

（吴登攀）

第十章 病例分析与用药讨论

病例 1

　　患者，女性，57 岁。肉眼血尿 15 年，间断性水肿 5 年，乏力 3 个月。患者 15 年前"感冒"后出现肉眼血尿，伴有尿频、尿急、尿痛、腰痛及发热、尿蛋白（++）、红细胞及白细胞计数增高，诊断为"急性肾炎"，予以青霉素等抗生素治疗后上述症状消失，此后多次复查尿蛋白（++），有时隐血阳性。5 年前开始间断出现双下肢水肿，诊断为"慢性肾小球肾炎"，间断治疗，病情时好时坏。10 个月前双下肢水肿加重，伴有眼睑水肿，血压 180/100mmHg，尿蛋白（+++），血肌酐 260μmol/L，予以降压、抗炎、对症治疗 1 个月后病情好转，复查血肌酐恢复正常。3 个月前开始出现乏力、恶心、偶有头晕，血肌酐 660μmol/L。患者既往身体健康。

　　体格检查：体温 36.5℃，脉搏 70 次/分，呼吸 18 次/分，血压 185/105mmHg。神志清楚，皮肤黏膜苍白，中度贫血貌，眼睑水肿，双肺未闻及干湿啰音，心率 70 次/分，律齐，腹软，无压痛，肝脾未触及，双肾区叩痛阳性，各输尿管点无压痛，双下肢轻度凹陷性水肿。

　　实验室检查：红细胞计数为 $2.89×10^{12}$/L，白细胞计数为 $7.5×10^9$/L，血红蛋白 65g/L，血小板计数为 $35×10^9$/L。尿蛋白（+++），尿隐血（++），尿检白细胞计数为 25.1/高倍视野，细菌计数为 500.4/高倍视野。血肌酐 690μmol/L，尿素氮 28.7mmol/L，血钙 1.82mmol/L；动脉血气分析：pH 7.25，$PaCO_2$ 25mmHg，SB 15mmol/L。

【问题】
　　1.患者的临床诊断及其诊断依据是什么？
　　2.患者的基本病理过程是什么？

病例 2

　　患者，男性，45 岁。因上腹不适、食欲缺乏 5 年加重半年，呕血 4h 入院，患者 5 年前出现乏力，食欲缺乏，并且伴右上腹痛。实验室检查发现：谷草转氨酶为 153U/L（正常范围为 10~40U/L），谷丙转氨酶为 162U/L（正常范围为 10~40U/L），总胆红素为 28μmol/L（正常范围为 3.4~17.1μmol/L），乙肝表面抗原、e 抗体、核心抗体阳性，保肝治疗后病情好转，后因熬夜和饮酒，患者病情仍时有加重，常感乏力及肝区疼痛，有时还有鼻出血、牙龈出血，近半年来尿量减少，腹部逐渐胀大，经常气短，夜间有时甚至无法平卧，4h 前因吃烧饼而发生呕血，出血量约 1000ml。同时出现意识恍惚、言语错乱。

　　体格检查：体温 38.2℃，脉搏 85 次/分，呼吸 22 次/分，血压 100/65mmHg，

意识恍惚，问话能答，反应迟钝，两位数加法计算不准确，面色晦暗，前胸可见 2 枚蜘蛛痣，肝掌，扑翼样震颤阳性，心肺未见异常，肝肋下未触及，脾肋下 4.0cm，腹部移动性浊音阳性，腱反射亢进。既往无手术史。

实验室检查： 白细胞计数 11.0×10^9/L，血红蛋白 97g/L，血钠 152mmol/L，血钾 3.0mmol/L，空腹静脉血氨 150μg/dl，支链氨基酸与芳香族氨基酸比值为 0.95，血尿素氮 41mmol/L，血肌酐 250μmol/L，尿常规未见异常。B 超诊断为腹水、脾大、肝硬化。腹水常规为漏出液，脑 CT 未见异常。

1. 患者的腹水是怎样产生的？对机体会造成怎样的影响？
2. 患者出现意识恍惚、言语错乱的主要原因是什么？
3. 应采取哪些治疗措施？

病例 3

患者，男性，19 岁。因游泳时溺水，误吸入院。体格检查：体温 38.5℃，呼吸急促，呼吸 32 次/分，"三凹征"阳性，面色发绀，双肺呼吸粗，伴有湿啰音。动脉血气分析：$PaCO_2$ 35mmHg，PaO_2 39mmHg，组织学检查发现肺泡内充满渗出物。

1. 患者 PaO_2 下降的病理生理机制是什么？
2. 对该患者进行吸氧治疗的原则是什么？

病例 4

患者，女性，53 岁，农民。因心悸、气短反复发作 20 年，加重 10 天入院。该患者于 20 年前常于田间劳动时自觉心跳气短，休息后可缓解。6 年前一般家务劳动时即感心悸、气短，休息后症状好转，但每于劳动后反复发作。入院前 10 天，又因"着凉、感冒"出现发热，咳痰，痰色黄白相间，胸闷，呼吸困难逐渐加重，多次发生夜间阵发性呼吸困难，被迫坐起半小时才能渐趋缓解，双下肢明显水肿，尿量减少，故来院就诊。

患者于七八岁时因常患"咽喉肿痛"而行扁桃体摘除术，20 岁后屡有膝关节肿痛史。既往无结核、肝炎、肾炎病史，无过敏史。体格检查：体温 38.9℃，脉搏 115 次/分，呼吸 26 次/分，血压 110/80mmHg。发育正常，营养稍差，神志清楚，查体合作，端坐体位，全身皮肤黏膜无黄染及出血点，口唇发绀，眼睑水肿，咽部红肿，颈静脉怒张，四肢末端轻度发绀，两肺散在湿啰音，心尖冲动位于左侧第 5 肋间锁骨中线外 1.5cm 处，心浊音界向左扩大，心率 115 次/分，心尖区可闻及收缩期吹风样杂音及舒张期隆隆样杂音。肺动脉第 2 心音亢进，肝肋下 6cm，有压痛。肝颈静脉回流征阳性，脾在肋下 3cm，腹部移动性浊音阳性，双下肢明显凹陷性水肿。实验室检查：红细胞计数 4.7×10^{12}/L，白细胞计数 15×10^9/L，中性粒细胞 0.85，淋巴细胞 0.15。24h 尿量 300~500ml，有少量蛋白和红细胞，血沉 26mm/h，抗 "O" ＞625U。动脉血气分析：pH 7.24，PaO_2 80mmHg，$PaCO_2$ 60mmHg，AB 23mmol/L，BE－6mmol/L，血钾 6.3mmol/L，非蛋白氮 43mmol/L。心电图显示 T 波高尖，ST 段下移，两心室肥厚。X 线片显示心增大，呈二尖瓣型，右心室增大，肺动脉段突出，左心耳增大，有肺淤血。

入院后经抗生素、洋地黄和利尿剂治疗，症状稍有改善。但于次日晚，患者病情突然加重，胸痛，呼吸极度困难，咳出大量粉红色泡沫样痰，心律呈奔马律。抢救无效死亡。

1. 该患者的原发疾病是什么？
2. 患者心力衰竭的病因和诱因有哪些？
3. 分析患者发病过程中各种病理生理学改变的发生机制。

病例 5

患者，女性，35 岁。因发作性喘息 20 年，下肢水肿 8 天入院。体格检查：呼吸 24 次/分，口唇及四肢末端发绀，杵状指，两肺有广泛的哮鸣音及湿啰音，叩诊过清音，双侧颈静脉怒张，肝颈静脉回流征阳性，双下肢明显凹陷性水肿。B 超检查显示右心室肥厚。动脉血气分析：pH 7.29，$PaCO_2$ 65mmHg，PaO_2 55mmHg，AB 36.7mmol/L。

1. 患者发生了哪些基本病理过程？判断依据有哪些？
2. 试阐明该患者心力衰竭的发病机制。

病例 6

患者，男性，20 岁。因发热伴咳嗽 3 天入院，患者于 3 天前因淋雨受凉后出现发热、咳嗽伴咳少许白痰，体温 38.8℃。胸部 X 线片诊断为支气管炎。患者无药物过敏史，未做青霉素皮试。遂给予头孢曲松钠注射液治疗。输入液体约 10min 后，患者出现神志不清，出冷汗。血压 50/30mmHg，脉搏 120 次/分，呼吸 27 次/分。立即停止输入头孢曲松钠注射液，给予吸氧，皮下注射盐酸肾上腺素，应用地塞米松、多巴胺后，情况好转，血压恢复至 90/65mmHg，神志恢复，精神好转，脉搏 97 次/分，呼吸正常。

1.该患者输液后出现异常的原因是什么？
2.分析患者发病过程及主要发生机制。

病例 7

患者，女性，25 岁。因产后阴道流血 12h 入院。患者于 16h 前剖宫产一活男婴，术中出血约 1000ml，经输血及注射催产素后，出血减少，病情平稳，12h 前（术后 4h）突然发生阴道出血，血液不凝固，伴有牙龈及手术部位出血，患者血压下降，意识朦胧，急诊入院。估计共出血4000ml，已输血 2500ml，既往无高血压、出血及贫血史，家族史无特殊可述。

体格检查：体温 36℃，脉搏 90 次/分，意识朦胧，中度贫血貌，血压测不出，呼吸表浅，四肢及注射部位皮下出血。巩膜无黄染，双瞳孔对光反射存在。牙龈渗血，颈软，两肺叩诊清音，呼吸音清晰，未闻及干湿啰音，心律齐，心音较低，无杂音。腹软，下腹部手术切口渗血较多，肝肋下刚触及，脾未触及，宫底脐下三横指，偏右，较硬，收缩佳，无压痛，四肢较冷，腱反射存在，病理反射未引出。红细胞计数 1.5×10^{12}/L，血小板计数 40×10^9/L，血红蛋白 41g/L，D-二聚体试验阳性，PT、APTT 明显延长，纤维蛋白原含量 1.2g/L。开放多条静脉通道，分别滴入浓缩红细胞、新鲜冰冻血浆、纤维蛋白原、小剂量肝素等。动脉血气分析：pH 7.16，$PaCO_2$ 26.8mmHg，SB 10.8mmol/L，BE−12mmol/L，给予 5%NaHCO$_3$ 纠正酸中毒。监测中心静脉压，药物提升血压，抗菌，应用 6-氨基乙酸抑制纤溶等措施治疗。36h 后，患者各项指标基本恢复正常，一般状况显著好转。

1. 患者发生了哪些病理生理学改变？
2. 简述各种病理生理学改变的机制。

病例 8

患者，男性，75 岁。因多饮、多尿、多食 30 年，神志不清 4h 入院。既往糖尿病史 30 年，体格检查：血压 90/60mmHg，脉搏 101 次/分，呼吸 28 次/分。实验室检查：随机血糖 31mmol/L、K^+5.0mmol/L、Na^+125mmol/L、Cl^-104mmol/L；动脉血气分析：pH 7.11，PCO_2 21mmol/L，HCO_3^- 6.9mmol/L；尿酮体（＋＋＋），尿糖（＋＋＋），酸性；脑脊液常规检查未见异常。

1. 试分析患者发生了哪些病理生理学异常？
2. 简述各种病理生理学改变的机制。

病例 9

患者，女性，20 岁，即将接受脑部手术。患者非常焦虑，害怕接下来的手术，出现过度通气，头晕加重，丧失意识。动脉血气分析：pH 7.61，$PaCO_2$ 22mmHg，HCO_3^- 25mmol/L。

1. 患者发生了哪种类型的酸碱平衡紊乱？
2. 你的诊断依据是什么？

病例 10

患者，男性，60 岁。吸烟史 40 余年，患慢性阻塞性肺疾病 20 年，因呼吸短促、咳痰、发热 3 天就诊。体格检查：体温 38.2℃，脉搏 110 次/分，呼吸 28 次/分，血压 100/80 mmHg，患者轻度发绀。实验室检查：CaO_2max 20ml/dl（正常值为 20ml/dl），CaO_2 15ml/dl（正常值为 19ml/dl），PaO_2 50mmHg（正常值为 100mmHg），$C(a\text{-}v)O_2$ 4ml/dl（正常值为 5 ml/dl）。

1. 患者发生了哪种类型的缺氧？该类型缺氧的特点是什么？
2. 该类型缺氧的常见原因是什么？

病例 11

患者，女性，22 岁，学生。由于紧张的学习，2 年前开始经常出现失眠，以口服催眠药物暂时缓解症状，但最近半年，由于日益加重的毕业学习压力，患者失眠进一步加重，晚上难以入睡，催眠药物效果变差，醒来后无法再次入睡，精神不振，头晕，耳鸣，烦躁和记忆力差。

1. 为什么患者患有失眠症，并且逐渐恶化？
2. 导致患者出现上述异常的病理生理学机制是什么？

病例 12

患者，男性，52 岁。因反复右鼻出血 6 天入院。每天出血 1~3 次，每次量为 30~50ml，在多次鼻腔填塞治疗无效后急诊入院。患者平时身体健康，无心血管疾病史。体格检查：脉搏 85 次/分、血压 105/70mmHg，一般情况差，贫血貌，心、肺、腹正常，右侧鼻腔 Little 区黏膜糜烂伴少量渗血。实验室检查：血红蛋白 76g/L、红细胞计数 $2.81×10^{12}$/L，血小板计数 $68×10^9$/L，心电图正常。给予止血、抗炎、对症治疗。1 日后右鼻腔再次出血，量多，立即给予后、前鼻孔填塞，填塞后仍有少量渗血。2 日后突感胸闷、胸痛、全身湿冷，阵发性意识障碍，大、小便失禁。体格检查：血压 75/50mmHg，心率 55 次/分，心音低钝，律齐，无杂音，心电图显示缺血性改变。心肌酶学检查：谷草转氨酶 75.1U/L（成人为 10~40U/L），肌酸激酶 623U/L（男性为 38~174U/L，37℃）。实验室检查：红细胞计数 $2.12×10^{12}$/L、血红蛋白 58g/L。立即给予吸氧，扩容，含服硝酸异山梨酯（消心痛）等治疗，半小时后症状减轻，神志恢复，血压及心率恢复正常，此后每天输新鲜血 300ml，2 天后一般情况好转，胸痛消失。复查血常规：血红蛋白 85g/L，红细胞计数 $3.09×10^{12}$/L，1 周后心肌酶学检测正常，心电图正常，痊愈出院。

患者鼻出血与心功能异常之间有无因果关系，如有，试阐述之。

病例 13

一名 55 岁的女性成功切除结肠癌并接受了辅助化疗。化疗两年后，出现亚急性小肠梗阻和复发性腹水。一年后，出现肌肉无力、厌食、腹泻和外周感觉异常。实验室检查：血钠 135mmol/L，血钾 2.7mmol/L，血钙 1.48mmol/L，血镁 0.18mmol/L。

1. 患者肌肉无力、厌食、腹泻和外周感觉异常的发生原因和机制是什么？

2. 低钾血症对患者的心电生理活动可能造成哪些影响？

病例 14

患者，女性，42 岁。半年前开始反复出现右眼视物不清，偶伴有同侧鼻根和眼眶部酸痛等，但症状轻微，休息后常自行缓解。2 天前突然感觉右眼球胀痛、畏光、流泪、视力下降明显，伴有虹视、头痛、恶心、呕吐等症状。遂入院就诊。体格检查：右眼视力为 0.6，左眼视力为 1.2。右眼睫状充血（++），角膜水肿呈雾状混浊，瞳孔轻度开大，呈竖椭圆形，约 2mm 大小，对光反射较弱。眼压：右眼 42mmHg，左眼 16mmHg。双眼前房角镜检：右窄Ⅲ，左眼正常。根据典型症状及体征，诊断为右眼急性闭角型青光眼。遂嘱其用 2% 硝酸毛果芸香碱滴眼液反复滴眼，2h 后自觉头痛、眼胀症状减轻，视力稍有恢复。但 4h 后患者出现全身不适、心悸、出汗、流涎，且头痛、恶心、呕吐、流泪等症状加剧。

1. 患者使用毛果芸香碱滴眼后症状缓解的原因是什么？

2. 滴眼 4h 后患者为何出现全身不适、心悸、出汗、流泪、流涎，且头痛、恶心、呕吐、流泪等症状加剧？

3. 毛果芸香碱滴眼时应注意哪些问题？

4. 除毛果芸香碱外，患者还可采用哪几类降眼压药物？其降眼压机制如何？

病例 15

患者，女性，50 岁。上腹部不适或隐痛，间歇发作 6 年，通常在给予抗炎、利胆等口服药治疗后症状好转。3 天前，患者朋友聚餐后突然感到右上腹剧烈疼痛，呈阵发性，并向右背部放射，伴有恶心呕吐、轻度腹泻等症状。体格检查：右上腹压痛（+），墨菲征（+）；B 超检查见胆囊壁增厚、粗糙，胆囊内有强回声团，且随体位的改变而移动。以"胆囊结石，慢性胆囊炎"入院诊治。急诊医师给予 10mg 吗啡皮下注射后，患者恶心、呕吐加剧，上腹痛无缓解，而腹泻停止。患者入院后肌内注射哌替啶 50mg、皮下注射阿托品 0.5mg，约 10min 后上述症状得到缓解。随后联合使用氨苄西林、甲硝唑抗生素静脉滴注控制感染，病情稳定后行腹腔镜胆囊切除治疗。术后继续给予哌替啶止痛、抗生素抗感染治疗，2 周后患者出院。出院次日患者出现情绪不安、说话含糊、流鼻涕、流泪、打哈欠等症状，应患者要求继续注射哌替啶，给药后症状迅速缓解。现每天要注射哌替啶 4 次，总量达 300~400mg。

　　1. 注射吗啡后，患者恶心、呕吐，上腹痛未得到明显缓解，而腹泻得到控制的原因是什么？

　　2. 患者入院后为什么改用哌替啶来缓解疼痛？

　　3. 为什么该患者联合使用哌替啶和 M 受体阻滞药阿托品后症状才得到有效缓解？

　　4. 患者出院以后出现情绪不安、说话含糊、流鼻涕、流泪、打哈欠等症状的原因是什么？

病例 16

　　患者，男性，62 岁，慢性支气管炎 15 余年。1 年前开始出现劳累后胸闷、气短，夜间憋醒等症状。近日感冒后出现喘憋、夜间不能平卧，伴双下肢水肿，咳嗽、咳白色泡沫状痰，有时为黄色黏痰，为进一步治疗，于 2017 年 10 月 8 日 10 时入住我院。幼时曾患过"风湿性关节炎"。体格检查：体温 37.0℃，呼吸 43 次/分，脉搏 141 次/分，血压 132/85mmHg；半卧位、慢性病容、口唇发绀、颈静脉怒张；双下肺可闻及湿啰音；心界向两侧扩大，心音低钝，心尖部可闻及中度隆隆样舒张期杂音，肺动脉瓣第二心音亢进；肝大，肋下三指，肝颈静脉回流征阳性。双下肢水肿（＋）。胸部 CT 片示慢性肺气肿。脾未触及，腹水征阴性。诊断：风湿性心脏病，二尖瓣狭窄及关闭不全持续低流量，心力衰竭（重度），慢性肺部感染。

病程记录：

　　2017-10-08 卧床休息，吸氧，皮下注射 1% 盐酸吗啡 0.5ml，予以毛花苷 C（西地兰）0.4mg 及呋塞米 40mg 静脉注射，1h 后自觉症状好转。同时服用沙丁胺醇平喘，乙酰螺旋霉素和甲硝唑抗感染。患者晚上感觉恶心，无呕吐。

　　2017-10-09 咳嗽减轻、痰少，尿量 400ml，呼吸 30 次/分，脉搏 130 次/分。

　　2017-10-10 尿量 500ml，呼吸 30 次/分，脉搏 130 次/分，咳嗽同昨天，停用西地兰及呋塞米。服地高辛片 0.25mg/d，氢氯噻嗪 25mg/d。

　　2017-10-11 尿量 800ml，尚不能平卧。

　　2017-10-12 尿量 950ml，体温 37℃，呼吸 28 次/分，脉搏 102 次/分，咳嗽大为减轻，停用沙丁胺醇，饮水一杯。可以平卧。

　　2017-10-15 尿量 1200ml，呼吸 22 次/分，脉搏 80 次/分，咳嗽基本停止。停用乙酰螺旋霉素和甲硝唑。

　　2017-10-23 尿量 1500ml，体温 37℃，呼吸 20 次/分，脉搏 80 次/分，无咳嗽，喜饮水，下肢水肿消失。

　　2017-10-27 尿量 1800ml，脉搏 70 次/分，出现恶心，无呕吐。

　　2017-10-28 尿量 1400ml，脉搏 65 次/分，出现恶心、呕吐及多源性室性期前收缩（呈二联律），停用地高辛及氢氯噻嗪，静脉滴注 5% 葡萄糖溶液 250ml

加10%氯化钾7ml，症状缓解改口服10%氯化钾溶液10ml，每天3次。

2017-11-01 无恶心、呕吐，室性期前收缩消失，停用氯化钾。

2017-11-07 病情症状明显改善，予以出院。

1. 试述该患者选用吗啡、西地兰及呋塞米治疗的依据及其作用机制是什么。

2. 请分析10月8日患者出现恶心的可能原因是什么。

3. 该患者选用利尿剂氢氯噻嗪的依据是什么？在使用该药时有哪些注意事项？

4. 请分析10月28日患者出现恶心、呕吐及多源性室性期前收缩的原因是什么？该患者为何给予氯化钾治疗？

5. 该患者何时可改用ACEI类药物治疗，并叙述该类药物治疗心力衰竭的机制是什么。

病例 17

患者，女性，50岁。2年前无明显诱因出现烦渴、多饮、多尿、多食等症状，当时查空腹血糖达12.15mmol/L。曾给予消渴丸、二甲双胍口服治疗，血糖一直控制在7～8mmol/L（空腹），无明显不适。近1个月血糖控制不佳，患者明显感到饥饿、头晕、视物模糊，小便明显增加，遂加服中药调理治疗，但症状未见明显好转，为进一步治疗，来我院就诊。体格检查：空腹血糖12.6mmol/L，餐后2h血糖18.23mmol/L，胰岛素及C-肽水平正常，尿糖（-），空腹胰岛素8.02mU/L，餐后胰岛素38.46mU/L，诊断为2型糖尿病。遂给予二甲双胍每次0.25g，阿卡波糖每次50mg口服，3次/天，次日出现嗳气、恶心、腹部不适及腹泻等症状，给予对症处理后，上述症状很快消失。二甲双胍和阿卡波糖治疗2周后，患者烦渴、多饮、多尿症状明显改善，复查空腹血糖7.4mmol/L，餐后2h血糖9.3mmol/L，随后阿卡波糖加至每次100mg，3次/天。治疗3个月后，查空腹血糖5.9mmol/L，餐后2h血糖7.1mmol/L。现患者一般状况良好。

1. 该患者选用二甲双胍、阿卡波糖治疗的依据是什么？并比较二甲双胍及阿卡波糖降糖作用的异同点。

2. 请分析用药后患者出现嗳气、恶心、腹部不适及腹泻等症状的可能原因。

3. 该患者是否需要使用胰岛素强化治疗，为什么？

4. 在服用二甲双胍、阿卡波糖时各应注意哪些事项？

病例 18

患者，男性，62岁。反复咳嗽、咳痰、活动后气促，已10余年，加重伴发热半月。患者于10年前每遇秋冬季节即有咳嗽、咳白色黏痰，每次持续7～12天，给予抗炎、平喘、祛痰等治疗后症状可缓解。半月前，患者受凉后再次出现畏寒发热、咳嗽、咳黄色脓痰，伴有喘息，活动后气促加重。在当地给予抗炎、退热等（具体用药不详）治疗后，症状未见好转，遂入我院就诊，静脉滴注头孢唑林抗感染治疗 3 天，体温无明显下降，咳嗽、咳痰症状无明显好转，遂以"肺炎"收住院。入院体格检查：体温 39.6 ℃，呼吸 30 次/分，脉搏 120 次/分，血压 140/89mmHg；肋间隙增宽、双肺语颤减弱、两肺叩诊呈过清音，双肺呼吸音减弱，可闻及散在湿啰音。肺功能检查：肺总量、功能残气量、残气量升高，肺活量降低。胸部 CT 示双肺部炎症伴间质样改变。诊断：慢性阻塞性肺疾病（急性加重期），肺部感染。患者入院后静脉滴注哌拉西林他唑巴坦 4.5g q6h，环丙沙星 400mg qd 抗感染治疗 14 天，同时雾化吸入盐酸氨溴索和沙丁胺醇祛痰、平喘及低流量吸氧支持疗法。入院后治疗第 4 天，患者体温正常，咳嗽、咳痰症状较前明显好转，活动后气促减轻。入院后治疗第 14 天患者一般情况良好，偶轻咳、无痰，予以出院。

1. 静脉滴注头孢唑林抗感染治疗 3 天，患者体温无明显下降，咳嗽、咳痰症状未见明显好转，其原因是什么？

2. 哌拉西林钠他唑巴坦和环丙沙星抗菌作用各有何特点？

3. 该患者联合使用哌拉西林他唑巴坦和环丙沙星抗感染为何能获得较好的疗效？

4. 该患者雾化吸入盐酸氨溴索和沙丁胺醇，其目的各是什么？简述上述两个药物的药理作用机制。

病例 19

患者，男性，38 岁。眼睑、双下肢水肿，伴食欲减退 3 周。入院体格检查：血压 145/95mmHg，双下肢重度凹陷性水肿，尿蛋白（+++），定量为 6.3g/d，血浆白蛋白 26g/L，腹部移动性浊音阳性，诊断为原发性肾病综合征。入院后口服泼尼松 50mg 每日一次，静脉注射呋塞米 40mg 及纠正电解质紊乱等治疗，1 周后水肿有所消退。治疗 3 周后患者逐渐出现满月脸、水牛背、皮肤变薄、体毛增多、乏力、尿糖少量等症状及体征。治疗第 4 周患者开始出现精神激动、言语增多、胡言乱语、失眠等症状。经给予氯丙嗪、地西泮治疗，2 天后精神障碍缓解，1 周后精神异常行为消失。

1. 该患者是否可以用泼尼松治疗，为什么？

2. 试分析上述病例用泼尼松治疗后出现不良反应的原因。

3. 结合本病例，试述临床使用糖皮质激素时应该注意哪些问题。

（夏安周）

第十一章　药物剂型、处方与试剂配制

第一节　药物剂型与处方

一、剂型

药物经过加工制成适合医疗、预防应用和储存的形式，是方剂组成以后，根据病情与药物的特点所制成的一定的形态，称为药物剂型（简称剂型）。剂型种类繁多，各类剂型的个别制品，一般称为制剂。

药物剂型有多种分类，最常见的是按剂型的物态进行分类。按其形态可分为气体剂型、液体剂型、半固体剂型和固体剂型等。

（一）气体剂型

1. 气雾剂　是指药物和喷射剂（液化气体或压缩气体）一起装入耐压容器内的液体制剂。借助容器内的压力将含有药物的内容物以极细的气雾状喷射出来，可用于皮肤病、烧伤、哮喘等治疗。气雾剂的微粒很小，一般在 10μm 以下，喷雾吸入时，药物直达肺部深处，吸收甚快。例如，用异丙肾上腺素气雾剂治疗哮喘。外用喷雾剂可均匀分布皮肤创面，可避免涂搽对创口的刺激，烧伤时较多用。

2. 烟剂　又称为烟雾剂，是指有效成分经引燃加热后，能挥发或升华，并能弥漫于空气中的制剂。烟剂引燃加热后，有效成分若以固体微粒（0.5～5μm）分散悬浮于空气中的称为烟；以液体微粒（1～50μm）分散悬浮于空气中的称为雾。凡有效成分经引燃加热后，能挥发或升华的，并能弥漫于空气中的制剂，统称为烟（雾）剂。为了覆盖地面保护对象，防治病虫害或防霜冻，在烟雾剂中加入对硝基苯酚、水杨酸、碘仿、硫黄、氯化铁等加重剂，使烟粒密度加大，加重烟云，而制成的烟剂称为重烟剂。不管哪种形式，其配方基本组成包括有效成分、燃料、助燃剂、发烟剂、导燃剂、降温剂、阻燃剂、稳定剂、防潮剂、中和剂、黏合剂等。

（二）液体剂型

1. 溶液剂　多为不挥发性药物的水溶液，直接用水配成透明、澄清的水溶液服用。一般以百分比浓度表示，配制简单，服用方便，吸收也快，如10%氯化钾溶液（内服），4%硼酸溶液（外用）。

2. 合剂　是多种药物配制成透明的或混浊的水性液体制剂、复方甘草合剂。若有沉淀，则须使用前振摇。

3. 注射剂　是药物的灭菌溶液或混悬液，供注射用，常装在安瓿中，亦称为安瓿剂，在溶液中不稳定的药品则以干燥粉末状态封存于安瓿中，临用前制成溶液。此种剂型剂量准确、作用快，可用于一般急性病及急救，但对制剂的要求较高，必须符合以下要求：①无菌。②无热原。③静脉注射剂必须澄清，且不致溶血；油剂及混悬剂不能静脉注射，以免引起血管栓塞；大量静脉注射要注意等渗。④皮下注射、肌内注射量要少，刺激要小。注射剂过去多数是化学药，现在已有不少是中草药注射剂。

4. 糖浆剂　是指含有药物或芳香物质的蔗糖近饱和的水溶液，如小儿止咳糖浆。不含药物的称为单糖浆。

5. 乳剂　是两种互不混合的液体经过乳化剂的处理，制成较均匀和较稳定的乳状溶液，如鱼肝油乳剂。

6. 酊剂　是药物或化学药品的乙醇浸出液或乙醇溶液，如颠茄酊。含有毒、剧毒药的酊剂一般是 100ml 用 10g 生药制成，普通药为每 100ml 用 20g 生药制成，中药制成的多称为药酒，药酒是将中药用白酒（50 度～70 度）浸出有效成分的液体制剂，如风湿药酒。

7. 洗剂　主要是指含有不溶性药物的混悬液，专供外用，如炉甘石洗剂。

（三）半固体剂型

1. 软膏剂　是药物加在适宜基质中研匀，制成易于涂抹的外用制剂，常用的基质有凡士林和水溶性基质（聚乙二醇），如鱼石脂软膏。眼用软膏是用无菌操作制成的极为细腻的软膏，如金霉素眼膏。

2. 硬膏剂　与软膏剂相似，但基质在体温下只软化不溶化，常用基质为树脂、铅肥皂、橡胶，如伤湿止痛膏。

（四）固体剂型

1. 片剂　是一种或一种以上的药物加淀粉混合后，用压片机压制而成。一般呈圆片状，如阿莫西林片、复方阿司匹林片。其主要供内服，也有因应用需要制成舌下含片、糖衣片、肠溶片（外包有一层肠溶衣）。它在胃液中能保持完整，但能溶解于肠液中，主要用于易被胃酸破坏的药物。片剂不仅剂量较准确，而且储存、携带都很方便。

2. 胶囊剂　是药物盛装在胶囊中而制成，多供口服。胶囊有软胶囊、硬胶囊两种，软胶囊用于盛装液体药物，如维生素 AD 胶囊；硬胶囊用于盛装粉末药物，如头孢拉定胶囊。

3. 栓剂　是由药物与基质制成的，供塞入人体不同腔道的固体制剂。栓剂的形状和重量因适应不同腔道而各有差异，如肛门栓剂为圆锥形，重约 2g，阴道栓剂为球形或卵圆形，重约 5g。栓剂在常温下为固体，塞入腔道后可溶化而产生药效，栓剂基质主要有可可豆脂、甘油明胶，它们的熔点与体温接近，符合栓剂基质的要求，如甘油栓。

4. 丸剂 俗称"丸药"，是一种古老的剂型。通常是将药物细粉（多为中药，80 目以上）加适当黏合剂制成小球形，供内服。黏合剂可用蜂蜜、水、米糊和面糊，所制成的丸剂分别称为蜜丸、水丸和糊丸。常用的有银翘解毒丸、六神丸等。

5. 散剂 是一种或数种药物混合而成的粉末状制剂。每一小包散剂代表一次用量，供内服或外用，如冰硼散。

6. 颗粒剂 是将化学药物制成干燥颗粒状的内服制剂，如四环素颗粒剂。亦有中草药为原料炮制而成的颗粒形散剂，如感冒退热冲剂。

7. 膜剂 是将药物溶解于或混悬于多聚物的溶液中，经涂膜、干燥而制成。按给药途径不同分为口服膜剂（如地西泮膜剂），眼用膜剂（如毛果芸香碱眼用膜剂），阴道用膜剂（如避孕药膜），皮肤黏膜外用膜剂（如冻伤药膜）等。

（五）新剂型

1. 微型胶囊 药物被包裹在囊膜内制成的微小无缝胶囊。外观呈粒状或圆珠状，直径为 5～400μm。囊心可以是固体或液体药物。包裹材料是高分子物质或共聚物，如聚乙烯醇、明胶及乙基纤维素等。其优点在于可防止药物氧化和潮解，控制囊心药物的释放，以延长药效，如维生素 A 微型胶囊。

2. 脂质体（类脂小球） 是将药物包封于类脂质双分子层的薄膜中间制成的超微型球状载体制剂。所谓载体，可以是一组分子，包蔽于药物外，通过渗透或被巨噬细胞吞噬后，被酶类分解而释放药物，从而发挥作用。脂质体广泛用作抗癌药物的载体，具有增强定向性、延缓释药、控制药物在组织内分布及血液清除率等特点。

3. 微球剂 是一种适宜的高分子材料制成的凝胶微球，其中含有药物。微球的直径很小（1～3μm），经常混悬于油中。例如，氟尿嘧啶微球剂、抗癌药物制成微球剂后，能改善药物在体内的吸收、分布，由于这种微球对癌细胞有一定的亲和力，故能浓集于癌细胞周围，特别对淋巴系统具有指向性。

4. 磁性微球 是用人血清蛋白将柔红霉素盐酸盐与巯基嘌呤包成带磁性的微球，适用于治疗胃肠道肿瘤。服用该剂后，在体外适当部位用一适宜强度的磁铁吸引，将磁性微球引导到体内特定的靶区，使之达到需要的浓度。该载体有用量少、局部作用强的优点。

5. 前体药物制剂 是将一种具有药物活性的母体，导入另一种载体或与另一种作用近似的母体药物相结合，形成一种新的化合物。其在人体中经过生物转化（酶或其他生物机能的作用），释放出母体药物而显疗效。如将两个母体药物合并应用，其协同作用可使疗效增强，临床应用范围扩大。同时可使血药浓度提高，作用时间延长，毒副作用降低，药物溶解度和稳定性增加。

6. 缓释和控释制剂 缓释制剂是指用药后能在较长时间内持续释放药物以

达到长效作用的制剂。控释制剂是指药物能在预定的时间内自动以预定的速度释放，使血药浓度长时间恒定维持在有效浓度范围的制剂。缓释和控释制剂的制备最常见的是采用骨架结构，如聚乙烯、聚氯乙烯、硬脂酸、硬脂醇等为骨架，或使用包衣膜如亲水薄膜衣、不溶性薄膜衣、微孔膜衣和肠溶衣等，使药物释放和分布受限制，通过减少药物的溶解度和扩散速度，降低药物的溶出和扩散速率，从而使药物缓慢释药，达到长效目的。

二、处方

（一）处方的意义

处方（prescription）是指由注册的执业医师和执业助理医师（以下简称医师）在诊疗活动中为患者开具的、由取得药学专业技术职务任职资格的药学专业技术人员（以下简称药师）审核、调配、核对，并作为患者用药凭证的医疗文书。处方包括医疗机构病区用药医嘱单。

为使处方正确、规范，要求医师不仅要有丰富的临床医学知识，而且要掌握药物的药理作用、毒性、剂量和用法，并了解其理化性质，以便因人因病而异，灵活适当配方。因处方关系到患者健康的恢复和生命的安全，故医务工作者必须以严肃的态度认真对待，切不可马虎草率，以免造成医疗事故。

（二）处方的结构

一般医疗机构都有印好的处方笺或使用电子处方，形式统一，便于应用和保管，开处方时，只要按项目填写清楚即可，每张处方包括下列几项。

1. 前记包括医疗机构名称、费别，以及患者姓名、性别、年龄、门诊或住院病历号、科别或病区和床位号、临床诊断、开具日期等，也可添列特殊要求的项目。麻醉药品和第一类精神药品处方还应当包括患者身份证明编号，代办人姓名、身份证明编号。

2. 正文以 Rp 或 R[拉丁文"*recipe*"（请取）的缩写]标示，分列药品名称、剂型、规格、数量、用法用量。

3. 后记医师签名或者加盖专用签章，药品金额及审核、调配，核对、发药药师签名或者加盖专用签章。

（三）处方颜色

1. 普通处方的印刷用纸为白色。

2. 急诊处方印刷用纸为淡黄色，右上角标注"急诊"。

3. 儿科处方印刷用纸为淡绿色，右上角标注"儿科"。

4. 麻醉药品和第一类精神药品处方印刷用纸为淡红色，右上角标注"麻、精一"。

5. 第二类精神药品处方印刷用纸为白色，右上角标注"精二"。

（四）处方书写应当符合下列规则

1. 患者一般情况、临床诊断填写清晰、完整，并与病历记载相一致。

2. 每张处方限于一名患者的用药。

3. 字迹清楚，不得涂改；如需修改，应当在修改处签名并注明修改日期。

4. 药品名称应当使用规范的中文名称书写，没有中文名称的可以使用规范的英文名称书写；医疗机构或医师、药师不得自行编制药品缩写名称或者使用代号；书写药品名称、剂量、规格、用法、用量要准确规范，药品用法可用规范的中文、英文、拉丁文或缩写体书写，但不得使用"遵医嘱"、"自用"等含糊不清的字句。

5. 患者年龄应当填写实足年龄，新生儿、婴幼儿写日、月龄，必要时要注明体重。

6. 西药和中成药可以分别开具处方，也可以开具一张处方，中药饮片应当单独开具处方。

7. 开具西药、中成药处方，每一种药品应当另起一行，每张处方不得超过 5 种药品。

8. 中药饮片处方的书写，一般应当按照"君、臣、佐、使"的顺序排列；调剂、煎煮的特殊要求注明在药品右上方，并加括号，如布包、先煎、后下等；对饮片的产地、炮制有特殊要求的，应当在药品名称之前写明。

9. 药品用法用量应当按照药品说明书规定的常规用法用量使用，特殊情况需要超剂量使用时，应当注明原因并再次签名。

10. 除特殊情况外，应当注明临床诊断。

11. 开具处方后的空白处划一斜线以示处方完毕。

12. 处方医师的签名式样和专用签章应当与院内药学部门留样备查的式样相一致，不得任意改动，否则应当重新登记留样备案。

药品剂量与数量用阿拉伯数字书写。剂量应当使用法定剂量单位：重量以克（g）、毫克（mg）、微克（μg）、纳克（ng）为单位；容量以升（L）、毫升（ml）为单位；国际单位（IU）、单位（U）；中药饮片以克（g）为单位。

片剂、丸剂、胶囊剂、颗粒剂分别以片、丸、粒、袋为单位；溶液剂以支、瓶为单位；软膏及乳膏剂以支、盒为单位；注射剂以支、瓶为单位，应当注明含量；中药饮片以剂为单位。

13. 处方结构示例

××××医院门诊处方笺

姓名　　年龄　　性别　　门诊/住院病历号　日期　　科室　　临床诊断

R_p

Inj.青霉素 G　　　　　　　　　　80 万 U×6

（剂型）（药名） （规格×数量）

Sig. 80 万 Ui.m. b.i.d.皮试！

（用法）（单位用量）（给药途径）（用药间隔）

医师

药师

（五）处方中常用的拉丁文（表 11-1）

表 11-1 处方中常用拉丁文简表

分类	拉丁文缩写	中文意义	分类	拉丁文缩写	中文意义
药	Amp.	安瓿剂	给	a.c.	饭前
物	Caps.	胶囊剂	药	p.c.	饭后
制	Emul.	乳剂	次	a.m.	上午
剂	Inj.	注射剂	数	p.m.	下午
	Lot.	洗剂	和	h.s.	睡前
	Mist.（Mixt）	合剂	给	q.d.	每天 1 次
	Ocul.	眼药膏	药	b.i.d.	每天 2 次
	Ol.	油剂	时	t.i.d.	每天 3 次
	Past.	糊剂	间	q.i.d.	每天 4 次
	Sol.	溶液剂		q.o.d.	隔天 1 次
	Syr.	糖浆剂		q.4.h.	每 4h1 次
	Tab.	片剂		q.m.	每晨
	Tinct.	酊剂		q.n.	每晚
	Ung.	软膏剂		p.r.n.	必要时
	Pil.	丸剂		st.（stat）	立即
给	i.m.	肌内注射		aa	各
药	i.v.	静脉注射		ad	加至
途	i.v.gtt	静脉滴注		Aq.dest.	蒸馏水
径	i.p.	腹腔内注射		Co.	复方
	p.o.	口服		No.	数目
	p.r.	直肠给药		Rp	请取
	i.h.	皮下注射		S.（Sig）	注明用法
	i.g.	灌胃		q.s.	适量
				gtt	滴
				i.u.	国际单位

（苏丽敏）

第二节 试 剂 配 制

一、药量单位

药物的重量以"克（g）"为基本单位，容量以"毫升（ml）"为基本单位。这也是国际单位制（公制）中的常用单位。机能学实验常用重量和容量的词头与单位如下：

a（atto）（$\times 10^{-18}$）阿（微微微）

f（femto）（$\times 10^{-15}$）飞（毫微微）

p（pico）（$\times 10^{-12}$）皮（微微）

pg（pictogram）皮克（微微克）

n（nano）（$\times 10^{-9}$）纳（毫微）

ng（nanogram）纳克（毫微克）

nl（nanolitre）纳升（毫微升）

nm（nanometre）纳米（毫微米）

μ（micro）（$\times 10^{-6}$）微

μg（microgram）微克

μl（microlitre）微升

μm（micron）微米

m（milli）（$\times 10^{-3}$）毫

mg（milligram）毫克

ml（millilitre）毫升

mm（millimetre）毫米

c（centi）（$\times 10^{-2}$）厘

d（deci）（$\times 10^{-1}$）分

k（kilo）（$\times 10^{3}$）千

kg（kilogram）千克

km（kilometre）千米

cpm（counts per minute）每分钟计数（测定放射性的单位）

ppm（parts per million）每百万份中的份数（百万分之几）

二、实验动物给药量的计算

在动物给药时，可能会遇到下面的问题：给多少毫升药液？配成何种浓度的药物？如何进行不同种属动物间等效剂量的折算？

1. 给药容量的确定及换算药物的剂量一般按重量/体重（mg/kg 或 g/kg）计算，应用时要从已知药液的浓度换算出相当于每千克体重应注射的药液量，以便于给药。现举例如下：

给小鼠腹腔注射盐酸吗啡的剂量为 10mg/kg，现有药物的浓度为 0.1%，18g小鼠应注射多少毫升？

计算方法：0.1%的盐酸吗啡溶液是指每 100ml 溶液中含盐酸吗啡 0.1g，即 1ml 溶液中含药物 1mg，则剂量为 10mg/kg 相当的给药量为 10ml/kg，小鼠体重为 18g，即 0.018 kg，故 10×0.018=0.18ml。

考虑到小鼠的体重范围，小鼠常以 mg/10g 计算，换算成容积时也以 ml/10g 计算较为方便。如上例 18g 体重的小鼠注射 0.18ml，相当于 0.1mg/10g，再计算给其他小鼠药量时很方便。如 20g 体重的小鼠，给药 0.2ml，以此类推。

2. 药液浓度的确定及换算在动物实验中，有时必须根据药物的剂量及某种动物给药途径的给药量，计算出药物的浓度并配制溶液，从而便于给药。

家兔静脉注射苯巴比妥钠麻醉剂量为 80mg/kg，注射容量为 1ml/kg，应配制何种浓度药液较好？

计算方法：剂量 80mg/kg 相当于 1ml/kg，因此 1ml 溶液中含 80mg 的药物，换算成百分浓度 1：80=100：x，x=8000mg=8g，即 100ml 含 8g，故应配成 8%的苯巴比妥钠溶液。

3. 实验动物之间用药量的换算在动物实验中，经常需要进行动物间和动物与人体间的等效剂量换算，常用的有两种换算的方法，现举例如下：

（1）按千克体重换算：已知 A 种动物每千克体重用药剂量，欲估计 B 种动物每千克体重用药剂量时，见表 11-2，找出折算系数（W），再按下式计算：

B 种动物的剂量（mg/kg）=W×A 种动物的剂量（mg/kg）

表 11-2 动物与人体的每千克体重等效剂量折算系数表

折算系数	A 种动物或成人						
	小鼠 0.02kg	大鼠 0.2kg	豚鼠 0.4kg	兔 1.5kg	猫 2kg	犬 12kg	成人 60kg
B种动物或成人 小鼠 0.02kg	1.0	1.4	1.6	2.7	3.2	4.8	9.01
大鼠 0.2kg	0.7	1.0	1.14	1.88	2.3	3.6	6.25
豚鼠 0.4kg	0.61	0.87	1.0	1.65	2.05	3.0	5.55
家兔 1.5kg	0.37	0.52	0.6	1.0	1.23	1.76	3.30
猫 2kg	0.30	0.42	0.48	0.81	1.0	1.4	2.70
犬 12kg	0.21	0.28	0.34	0.56	0.68	1.0	1.88
成人 60kg	0.11	0.16	0.18	0.304	0.371	0.531	1.0

例：已知某药对小鼠的最大耐受量为 20mg/kg，需折算为家兔量。查 A 种动物为小鼠，B 种动物为家兔，交叉点位折算系数 W=0.37，故家兔用药量为

$0.37 \times 20mg/kg=7.4mg/kg$，1.5kg 家兔用药量为 11.1mg。

（2）按体表面积折算剂量：根据不同种属动物体内的血药浓度及药物作用均与动物体表面积成正比。按体表面积折算剂量较按体重更为精确（表 11-3）。

表 11-3 常用动物与人按体表面积比等效剂量换算比率表

动物	小鼠 20g	大鼠 200g	豚鼠 400g	家兔 1.5kg	猫 2kg	犬 12kg	人 50kg
小鼠 20g	1.0	7.0	12.25	27.8	29.7	124.2	332.4
大鼠 200g	0.14	1.0	1.74	3.9	4.2	17.3	48.0
豚鼠 400g	0.08	0.57	1.0	2.25	2.4	10.2	27.0
家兔 1.5kg	0.04	0.25	0.44	1.0	1.08	4.5	12.2
猫 2kg	0.03	0.23	0.41	0.92	1.0	4.1	11.1
犬 12kg	0.008	0.06	0.10	0.22	0.24	1.0	2.7
人 50kg	0.003	0.021	0.036	0.08	0.09	0.37	1.0

例 1：某注射剂给家兔静脉注射的最大耐受量为 4mg/kg，推算人的最大耐受量为多少？

查表 11-3，先竖后横，家兔与人体表面积比值为 12.2，1.5kg 家兔最大耐受量为 $4 \times 1.5=6mg$，那么人的最大耐受量为 $6 \times 12.2=73.2mg$。

例 2：某中药成人每次口服 10g 有效，试估算犬灌胃给药时可以应用多少量？

查表 11-3，人与犬体表面积比值为 0.37，那么犬用试用量为 $10 \times 0.37=3.7g$。

注意事项：

（1）影响动物对药物敏感性种属差异的因素甚多。上述不同种类动物间剂量的换算法只能提供粗略的参考值。究竟恰当与否，须通过实验才能确定。

（2）在人身上初次试用新药时，对于剂量的考虑尤须慎重，不能随便把从动物实验资料中换算过来的剂量直接用于人体。一般认为，在人身上初次试用新药时，最多只能用犬或猴安全剂量（按 mg/kg 计算）的 $1/20 \sim 1/10$，待证明确实无害后方可小心、适当地增加。

4. 溶液稀释换算基本公式为 $C_1V_1=C_2V_2$，即稀溶液浓度×稀溶液体积=浓溶液浓度×浓溶液体积。

例 1：患者需要 5% 葡萄糖溶液 500ml，如果用 50% 葡萄糖溶液配制，需要多少毫升？

计算：$5 \times 500=50 \times V$ 　　　　　　　　$V=50ml$

例 2：配 0.9% 氯化钠溶液 1000ml，需要 20% 氯化钠多少毫升？

计算：$0.9 \times 1000=20 \times V$ 　　　　　　　　$V=45ml$

（赵　璐）

附　　录

附表 1　常用生理盐溶液的成分及用途

试剂及剂量	任氏液（两栖类）	洛克液（两栖类）	台氏液 哺乳类（小肠）	生理盐水 两栖类	哺乳类
氯化钠（g）	6.50	9.00	8.00	6.50	9.00
氯化钾（g）	0.14	0.42	0.20	–	–
氯化钙（g）	0.12	0.24	0.20	–	–
碳酸氢钠（g）	0.20	0.1～0.3	1.00		
磷酸二氢钠（g）	0.01	–	0.05		
氯化镁（g）	–		0.10		
葡萄糖（g）	2.0（可不加）	1.0～2.5	1.00		
蒸馏水加至（ml）	1000	1000	1000	1000	1000

附表 2　常用实验动物的生理常数

项目	家兔	犬	猫	大鼠	小鼠	豚鼠	鸽	蛙
呼吸（次/分）	38～60	20～30	20～50	100～150	136～216	100～150	20～30	
潮气量（ml）	19～24.5	250～430	124	1.5	0.1～0.23	1～4	4.5～5.2	
心率（次/分）	123～304	100～130	110～140	261～600	328～780	260～400	141～244	36～70
心输出量[L/（min·kg）]	0.11	0.12	0.11	0.2～0.3				
平均动脉压（kPa）	13.3～17.3	16.1～18.6	16～20	13.3～16.1	12.6～16.6	10～16.1		
体温（℃）	38.5～39.7	37.5～39.7	38～39.5	37.5～39.5	37～39	37.8～39.5		
血量（%体重）	7～10	5.6～8.3	6.2	7.4	8.3	6.4	10	5
红细胞数（10¹²/L）	4.5～7	4.5～8	6.5～9.5	7.2～9.6	7.7～12.5	4.5～7	3.2	4～6
血红蛋白（g/L）	80～150	110～180	70～155	120～175	100～190	110～165	128	80

续表

项目	家兔	犬	猫	大鼠	小鼠	豚鼠	鸽	蛙
血细胞比容（%）	33～50	38～53	28～52	39～53	41.5	37～47	42.3	
血小板数（10^{10}/L）	26～30	12.7～31.1	10～50	10～30	15.7～26	11.6	0.5～0.64	0.3～0.5
白细胞数（10^9/L）	6～13	11.3～18.3	9～24	5～25	4～12	10	1.4～3.4	2.4